肛門疾患・直腸脱
（痔核・痔瘻・裂肛）
診療ガイドライン
2020年版
改訂第2版

編集　日本大腸肛門病学会

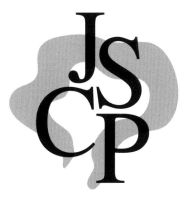

The Japan Society of Coloproctology
since 1940

南江堂

刊行にあたって

　近年，数多くのガイドラインが各学会から刊行され，医療現場において適切な診断，検査および治療を行うことができるようになった．日常診療において肛門疾患に遭遇することは非常に多いにもかかわらず，肛門疾患に関するガイドラインは2014年まで作成されていなかった．肛門疾患の診療は長い歴史があるため，診断や治療のバリエーションが非常に多いのが現状である．また諸家によって方針が異なる場合もあり，エビデンスが求められるガイドラインにまとめることは困難を極める．今改訂にあたっては，山名哲郎先生に委員長になっていただき肛門科のエキスパートの先生方に作成を依頼した．また，パブリックコメントを広く求めるとともに，外部評価委員会も立ち上げ，質の向上に努めた．さらに今回の改訂では，痔の三大疾患である痔核，痔瘻，裂肛だけでなく，社会の高齢化などの一因によって日常診療で遭遇することの多い直腸脱についてもガイドラインに掲載した．

　内容は総説とClinical Question（CQ）からなっており，総論で一般的な事項を取り上げ，CQでは臨床的な疑問に答えることができる内容としている．特に2020年版ではCQに対して推奨文，推奨度，エビデンスの強さだけでなく，ガイドライン作成委員のなかでの合意率も記載した．70%以上の合意が得られたものについて推奨度を記載する方法をとっている．また，エビデンスの強さは『Minds診療ガイドライン作成の手引き2014』にのっとって4段階に分類されている．山名先生をはじめとして，各委員の先生方の完成への強い熱意とたゆまぬ努力に敬意を表するとともに，出版に携わる多くの方々の多大なご協力に対して御礼を申し上げる次第である．

　日本大腸肛門病学会は肛門科，外科系，内科系医師が協力し合って参加している唯一の学会であり，肛門疾患（痔核・痔瘻・裂肛）・直腸脱診療ガイドラインの作成には最も適していると考える．本ガイドラインが定期的に改訂を重ね，日常診療のためのスタンダードとなることを願ってやまない．

2020年1月

日本大腸肛門病学会
理事長　宮島伸宜

改訂の序

　肛門疾患は肛門科や消化器外科のみならず，内科や産婦人科などの他科の日常診療においても頻繁に遭遇する common diseases です．古くから肛門疾患の良書は数多くありますが，これらの教科書は著者らの経験にもとづいた内容が多く，ときに主観的な意見が強調されていました．1990 年代から普及した「エビデンスに基づく医療（evidence-based medicine：EBM）」の考え方に則って作成された診療ガイドラインが各領域で次々と出版されるなかで，肛門疾患においても診療ガイドラインの刊行を要望する声が高まり，『肛門疾患（痔核・痔瘻・裂肛）診療ガイドライン 2014 年版』が日本大腸肛門病学会のはじめて編集する診療ガイドラインとして 2014 年11 月に刊行されました．おかげさまで現在にいたるまで本学会員ならびに非会員の多くの先生に利用されるガイドラインとなりましたが，作成当初より診断や治療法の進歩に合わせて 5 年ごとに改訂する方針が決められており，今回の改訂版に向けて 2017 年 7 月にガイドライン作成委員会を発足いたしました．

　作成委員には肛門疾患への見識が深い肛門科専門医の expert の先生にメンバーになっていただきました．また，作業の過程で文献のシステマティックレビューという膨大な労力を要するため，若いエネルギーに満ちた 40 歳代の先生にも各疾患に 1 名ずつ委員になっていただきました．作成委員会は 2ヵ月に 1 回のペースで金曜日の午後 5 時～7 時に品川の学会本部で開催され，討議に時間がかかる内容の委員会のときは休日に開催しました．作成委員の先生がたには多忙な日常診療業務のなかでスケジュール調整をしていただき，ほぼ毎回 100％の出席率で参加していただきました．ひとえによりよいガイドラインを作成しようという委員各位の弛まない熱意と強い責任感によるものでした．

　今回の改訂版の大きな特徴としては，2014 年版でとりあげた痔核・痔瘻・裂肛の 3 大肛門疾患に，新たに直腸脱を加えました．直腸脱は直腸肛門外科領域においてその診断や治療法がいまだ十分に標準化されていない疾患であり，本ガイドラインに加えることによって肛門科医のみならず消化器外科医の日常の診療の参考になれば幸いです．また，今回の改訂版のもうひとつの大きな特徴として，Clinical Question（CQ）を診断・検査や治療法における臨床的重要課題に絞り込んだことにあります．2014 年版に CQ として記載された疫学，病因，臨床所見，診断，ならびにほぼ確立されている治療法に関する解説は，総論としてコンパクトにまとめなおして各疾患の前半部分に掲載しました．これにより今回の改訂版だけでも総論的なレビューから，診断や治療方針の決定に参考になる臨床重要課題にいたるまで効率よく利用していただけることを目指しています．疾患の概念や疫学について調べたいときや，検査の適応や治療方法の選択に迷われたときに，本書が少しでも助けになることを作成委員一同で願っています．

　最後に評価委員会およびパブリックコメントとして本ガイドラインを適正に評価していただき貴重なご意見をいただきました先生がたおよび患者代表の皆様，毎回の委員会にご出席いただき貴重な意見をいただきました聖路加国際大学学術情報センターマネジャーの河合富士美様，日本医学図書館協会の相澤まゆみ様，天野いづみ様，南江堂の枳穀智哉様，『Minds 診療ガイドライン作成の手引き 2014』の編集者の一人として作成方法のアドバイスをいただきました小島原典子先生に深謝申し上げます．

2020 年 1 月

肛門疾患（痔核・痔瘻・裂肛）・直腸脱診療ガイドライン作成委員会
委員長　山名哲郎

目　次

Ⅲ．裂　肛　　　　　　　　　　　　　　　　　　　　　　　　　　61

前　文

■［作成方法］

　本ガイドラインの改訂にあたっては『Minds 診療ガイドライン作成の手引き 2014』および『Minds 診療ガイドライン作成マニュアル 2017』を参考にした．

1. スコープ作成（表1）

　スコープの作成の手順としては，最初に本ガイドラインの目的となる改善すべき患者アウトカムを協議した．次に現時点での各疾患のトピックと重要臨床課題を協議したうえで，それらの臨床課題をもとに痔核5題，痔瘻5題，裂肛4題（のちに3題に変更），直腸脱4題のCQを決定した．想定される利用者および利用施設，既存ガイドラインとの関係についてもスコープとして明記した．

2. システマティックレビュー

　システマティックレビューを行うためのエビデンスの収集については，先行する海外のガイドラインの検索や keyword による網羅的な検索を PubMed，The Cochrane Library，医中誌 Web の3つのデータベースを利用して検索を行った．検索された文献リストのなかからタイトルおよびアブストラクトで一次スクリーニングを行い，残った文献は各施設の図書室および文献サービスを利用して本文を収集した．二次スクリーニングは少なくとも2名の委員がフルテキストを読んだうえで協議し，選択基準に合った論文を採用した．

　検索式，検索期間，文献数（一次・二次・最終採択）を本書末尾に示す．

3. 推奨作成

　推奨文は CQ に対する回答となる形式で草案を作成した．エビデンスについては個々の文献のエビデンスレベルを明記するのではなく，アウトカムごとに結果をまとめたエビデンスの総体として評価した．エビデンスの強さは『Minds 診療ガイドライン作成の手引き 2014』および GRADE system を参考にし，表2のごとく A，B，C，D の4段階とした．エビデンス総体の質，検査や治療における利益と害・負担のバランス，患者の好みや価値観，コストや資源に対する評価のまとめは解説の最後に記載した．

　推奨の強さは『Minds 診療ガイドライン作成の手引き 2014』および GRADE system を参考にして4段階とした（表3）．

　推奨の強さを決定する際には GRADE Grid 法を用い，委員全員で無記名投票したうえで，合意率 70％ に達した場合はその推奨度に決定した．1回目の投票で合意率が 70％ に達しない場合は議論したうえで再投票を行い，合意率 70％ に達した場合はその推奨度に決定した．また，再投票でも合意率が 70％ に達しなかった場合は推奨をつけないことにした．なお，診断や治療の介入のない CQ については推奨の強さを決める投票は行わず推奨をつけなかった．

表 1　スコープ（抜粋）

(1) タイトル	肛門疾患（痔核・痔瘻・裂肛）・直腸脱診療ガイドライン 2020 年版
(2) 目 的	肛門疾患（痔核・痔瘻・裂肛）・直腸脱の診療に関する国内外の論文を吟味して科学的根拠をまとめ，適切な臨床上の判断を行うための推奨を提供する． 具体的には各疾患の以下のアウトカムを改善させることを目的とする． 　痔　核：根治性，術後疼痛，術後合併症（後出血・狭窄など） 　痔　瘻：治癒率，術後の肛門機能温存，クローン病に合併する痔瘻の治療 　裂　肛：長期的治癒率，術後有害事象，クローン病に合併する裂肛の治療 　直腸脱：術式選択の指針，再発率，術後合併症，術後排便機能，ハイリスク患者の治療
(3) トピック	各肛門疾患の診療における最近のトピックは以下のとおりである． 　痔　核：ALTA 単独療法の長期成績，ALTA と結紮切除との併用療法，超音波・熱凝固デバイスの利用，外来手術，ACL，痔動脈結紮療法，mucopexy，妊娠時，抗凝固薬 　痔　瘻：複雑痔瘻の画像評価（MRI，超音波），fibrin glue，fistula plug，シートン，括約筋温存術式（LIFT など）の多様化とそれぞれの成績，クローン病合併痔瘻（シートン，手術，生物学的製剤），乳児・小児痔瘻 　裂　肛：薬物治療，手術適応，術式選択，術後長期成績 　直腸脱：術前評価法（排便造影など），経肛門的術式および腹腔鏡下直腸固定術を含めた術式選択，縫合固定およびメッシュ固定，ventral rectopexy，ハイリスク患者の治療方針，他の骨盤臓器脱を合併した直腸脱の治療法
(4) 想定される利用者,利用施設	【利 用 者】肛門疾患患者の診療に従事する医療従事者（肛門科，内科，外科，産婦人科およびその他の科の医師やメディカルスタッフ），肛門疾患の患者およびその家族 【利用施設】総合病院，各科診療所，教育関連施設
(5) 既存ガイドラインとの関係	肛門疾患（痔核・痔瘻・裂肛）診療ガイドライン 2014 年版の改訂版としての位置付けとする．海外の肛門疾患ガイドラインの内容は可能な限り吟味して本ガイドラインの参考とするが，本邦で保険収載されていない治療法に関しては参考事項としての記載にとどめる．
(6) 重要臨床課題	重要臨床課題 1（痔核）　痔核の臨床分類と治療法の関係 LE の術後疼痛・合併症 LE に使用するデバイス LE・ALTA 併用療法 ALTA 単独療法の適応と合併症
	重要臨床課題 2（痔瘻）　治癒・再発の定義 肛門周囲膿瘍の診断法と治療（総論） 痔瘻の型ごとの標準的な術式 幼児・小児の肛門周囲膿瘍と痔瘻の治療 クローン病に合併する痔瘻の治療
	重要臨床課題 3（裂肛）　用語の統一（総論） 裂肛の保存的治療の適応，薬剤，治療期間 内圧検査の意義 裂肛に対する手術適応，タイミング，術式 裂肛に対する各手術の長期成績 術後合併症
	重要臨床課題 4（直腸脱）　術前評価に有用な検査 術式（経会陰的手術・経腹手術）の術式選択 腹腔鏡下手術の推奨程度 メッシュ固定 ハイリスク患者の治療指針 排便機能（便秘，便失禁）の評価 他の骨盤臓器脱を合併する直腸脱の治療（診断として総論）

表 2　システマティックレビューのエビデンス総体の強さの評価と定義

A（強）：効果の推定値に強く確信がある
B（中）：効果の推定値に中程度の確信がある
C（弱）：効果の推定値に対する確信は限定的である
D（とても弱い）：効果の推定値がほとんど確信できない

表 3　推奨の強さ

1：行うことを強く推奨する
2：行うことを提案する（弱く推奨する）
3：行わないことを提案する（弱く推奨する）
4：行わないことを強く推奨する

4. 外部評価・パブリックコメント

2019 年 5 月 10 日から 6 月 5 日までの間に本ガイドライン草案を日本大腸肛門病学会のホームページ上にて公開し，会員，非会員，一般（患者）から外部評価としてのパブリックコメントを募集した．パブリックコメントを外部評価とみなす方針であったが，評価委員会を設けるべきであるという理事会の意見に従い，6 月に評価委員会を設けて 8 月までに外部評価を受け，寄せられた意見をできるだけ最終原稿に反映した．

5. 公　開

本ガイドラインは臨床現場で広く利用されるため，書籍として出版するとともに，発刊後 1 年を目途に日本大腸肛門病学会ホームページ上に公開する予定である．

6. 普及・導入・評価

書籍およびホームページ上での公開により本ガイドラインの利用の普及に努める．公開 1 年後を目途に日本大腸肛門病学会英文誌『Journal of the Anus, Rectum and Colon』へ英訳版を投稿する予定である．また，一般向けガイドライン解説の普及を検討する．

7. 改　訂

本ガイドラインは日本大腸肛門病学会の協力を得て原則的に 5 年を目途に改訂する．

8. 使用方法

本ガイドラインは診療の現場において，検査の適応，治療法の選択，患者説明など様々な場面で使用することができる．ただし，本ガイドラインはあくまでも現時点でのエビデンスを重視した治療方針を立てる目安を示すものであり，記載されていない治療方針や治療法を規制するものではない．本ガイドラインの記述内容についてはガイドライン作成委員会が責任を負うものとするが，個々の治療結果についての責任は治療担当者に帰属すべきもので，日本大腸肛門病学会およびガイドライン作成委員会は責任を負わない．また，本ガイドラインの記載内容は医療訴訟などの法的根拠として用いられるものではない．

■［作成資金］

本ガイドラインの作成に要した資金は日本大腸肛門病学会の資金によるもので，企業からの資金提供は一切受けていない．

■［利益相反］

ガイドライン作成委員の自己申告により，企業や営利を目的とする団体との利益相反状態について確認した．申告期間は2016年1月1日から3年間であり，申告対象は次のとおりである．

1）委員および委員の配偶者，一親等内の親族または収入・財産を共有する者と日本大腸肛門病学会が行う事業に関連する企業や営利を目的とする団体との利益相反状態
2）役員・顧問職（100万円以上），株（年間の利益100万円以上または当該株式の5％以上保有），特許使用料（年間100万円以上），講演料（年間100万円以上），原稿料（年間100万円以上），研究費等（一臨床研究に対し年間100万円以上，奨学寄付金は一企業等から年間100万円以上），その他の報酬（年間5万円以上）

確認した結果，ガイドライン作成委員会の委員のなかでは申告された企業はなかった．

本ガイドラインでは，利益相反への対応として，委員全員参加による議論を通じ公平性を担保するよう努めた．また，出版前のパブリックコメントを学会員から受け付けることで幅広い意見を収集し，公平を期した．

■ [ガイドライン作成・出版構成委員]

日本大腸肛門病学会ガイドライン委員会

委員長	山名　哲郎
委員（Ⅰ：内科）	岩男　　泰，斉藤　裕輔
（Ⅱa：外科）	山口　茂樹
（Ⅱb：肛門科）	栗原　聰元，佐原力三郎，松尾　恵五

肛門疾患(痔核・痔瘻・裂肛)・直腸脱診療ガイドライン 2020 年版(改訂第 2 版)作成委員会

委員長	山名　哲郎	JCHO 東京山手メディカルセンター
委員	松尾　恵五	東葛辻仲病院
	下島　裕寛	松島病院大腸肛門病センター
	高野　正太	大腸肛門病センター高野病院
	栗原　浩幸	所沢肛門病院
	吉川　周作	土庫病院大腸肛門病センター
	松田　　聡	松田病院
	辻　　順行	大腸肛門病センター高野病院
	宮﨑　道彦	道仁病院
	石山元太郎	札幌いしやま病院
	栗原　聰元	東邦大学医療センター大森病院
	田畑　　敏	市立砺波総合病院
	大橋　勝久	大橋胃腸肛門科外科医院
オブザーバー	佐原力三郎	JCHO 東京山手メディカルセンター
アドバイザー	小島原典子	東京女子医科大学衛生学公衆衛生学
	河合富士美	聖路加国際大学学術情報センター
	相澤まゆみ	日本医学図書館協会
	天野いづみ	日本医学図書館協会

肛門疾患(痔核・痔瘻・裂肛)・直腸脱診療ガイドライン 2020 年版(改訂第 2 版)評価委員会

委員長	幸田　圭史	帝京大学ちば総合医療センター
委員	池　　秀之	JCHO 横浜保土ケ谷中央病院
	石田　秀行	埼玉医科大学総合医療センター
	金井　忠男	所沢肛門病院
	小林　吉弥	政治評論家（患者代表）
	高野　正博	大腸肛門病センター高野病院
	松島　　誠	松島病院大腸肛門病センター
	吉田　雅博	国際医療福祉大学市川病院

I

痔　核

総　論

1. はじめに

　痔核とは肛門管内の粘膜下と肛門上皮下にある血管や結合織からなる柔らかい組織（肛門クッション）が次第に肥大化して出血や脱出などの症状を呈する状態になったものである．歯状線よりも直腸粘膜側を内痔核，肛門上皮側を外痔核として区別する．急性期の状態として血栓形成に伴って外痔核が腫脹したものは血栓性外痔核，脱出した内痔核が腫脹して肛門管内に還納できなくなった状態は痔核の嵌頓という．

2. 疫　学

　痔核は肛門疾患のなかでは最も多い疾患であるが，正確な有病率は明らかではない．海外の疫学的研究では，症状からみた痔核の有病率は4.4〜13.3%[1,2]であるが，痔核を有していても無症状である場合も多いため，肛門鏡検査からみた有病率は21.6〜55%と報告されている[3,4]．痔核の有病率に男女差はなく[1,3]，年齢層は45〜65歳が最も多い[1]．

　痔核発症のリスク因子としては生活習慣に関するものがあげられる．痔核患者は排便回数の減少や怒責などの慢性便秘症状を伴っている人が多い[2,5〜7]．また，腹圧がかかりやすい重い物を扱う職業，肛門のうっ血が生じやすい長時間の坐業，食物繊維の摂取が少なくなりやすい人たちに痔核を発症することが多いことも報告されており[2,8]，これらの生活習慣が痔核発症のリスク因子と考えられている．その他には妊娠，出産，慢性下痢などを契機に痔核を発症することもある．痔核の遺伝的素因についての疫学的なエビデンスはない．

3. 病　因

　痔核の病因については諸説あるが，支持組織の減弱であるとする説が最も支持されている．これまでの痔核の組織学的研究では肛門管支持組織の変性[9]，血管，弾性結合織，平滑筋線維（粘膜下筋）からなる肛門クッションの線維組織の分断[10]，遺伝的な素因と加齢による結合織の脆弱化[11]，痔核の早期病変としての粘膜下結合織間質の弛緩[12]などが報告されており，支持組織減弱説を裏づける根拠となっている．

　痔核の病因には内肛門括約筋の過緊張も関与している可能性がある．痔核患者群とコントロール群の肛門内圧を比較した研究では，痔核患者群のほうがコントロール群よりも肛門管静止圧が高いことが示されている[13,14]．静止圧が高い肛門では排便時に脱出した痔核が肛門括約筋の緊張により絞扼され，肛門クッションにうっ血をきたして出血や浮腫を生じやすいと考えられる[15,16]．

　痔核の病因を静脈還流の阻害にあるとする説も古くから存在する．肛門の静脈静止圧の上昇[17]，肛門括約筋のスパズムや便塊の圧迫による静脈還流の阻害[15,18]，肛門静脈叢の拡張と間質の浮腫による静脈瘤様変化[19]などが痔核の病因に関与していることが報告されている．しかしその後の研究ではこの静脈還流阻害説については否定的な意見が多い[20〜23]．

4. 臨床所見

　痔核の主な臨床症状は，出血，疼痛，脱出，腫脹，瘙痒感，粘液漏出である．

　出血症状の多くは排便時にみられ鮮明な赤色であることが多い[24]．出血の量はほとばしる程度から紙や便に少量が付着する程度まで様々で，通常は便と分離している．暗赤色の出血，粘血液，便潜血陽性，貧血，持続的な出血症状がみられる場合は下部消化管精査による大腸病変の鑑別が必要である[25]．

　疼痛は急性の血栓性外痔核や慢性の内外痔核に血栓を生じて急性腫脹した場合にみられることが多い．発症時から数日までは比較的強い持続的な疼痛が生じるが次第に軽減する[26]．慢性状態でもうっ血による持続的な鈍痛や不快感を生じる場合があるが，神経性肛門痛との鑑別に注意を要する．

　脱出症状は内外痔核が肛門管外へ脱出する症状であり，排便時に生じる場合が多いが，運動時や歩行時，重い物を持ったりしゃがんだりしたときに脱出する場合もある．また，常時脱出している肛門管外の外痔核やスキンタッグを脱出と訴える場合もある．脱出を訴える場合は粘膜脱，直腸・肛門ポリープ，直腸脱などの鑑別も必要である．

　瘙痒感や粘液漏出も痔核に伴ってみられる症状である[27]．便や粘液による皮膚への刺激が瘙痒感の主な原因であるが，過度な清浄による皮膚表面の微細な損傷が瘙痒感の原因となることもある．

5. 診　断

　脱出，出血，疼痛などの上記の肛門症状があれば痔核を疑う．痔核の診断は痔核を肛門鏡診察で視認することと，他の直腸肛門疾患を除外することで確定診断を行う．肛門鏡診察では二枚貝式肛門鏡や筒型肛門鏡を用いる．いずれも内外痔核を直視下に視認することができる．下部内視鏡検査における直腸内反転でも内痔核を観察することはできるが，外痔核を含めた痔核の全体像を捉えることはできないのであくまでも肛門鏡で診察することが望ましい．特に二枚貝式のものは各部分で内痔核から外痔核までを連続して一望することができる点で優れている．

　痔核と鑑別を要する疾患としては裂肛，粘膜脱，直腸脱，直腸潰瘍，直腸炎，直腸・肛門ポリープ，直腸肛門の腫瘍性疾患（肛門癌，直腸癌）である．必要に応じて直腸鏡検査や下部内視鏡検査・排便造影検査などを行いこれらの疾患との鑑別を行う．

6. 治　療

　疼痛に対してはまず保存的治療を行い症状の軽減を図る．grade Ⅲ以上（p. 13 参照）の脱出症状や，保存的治療でも改善しない出血症状は外科的治療の適応になる．

1）保存的治療

（1）生活指導

　十分な水分量の摂取と食物繊維の摂取を勧める，アルコールの過剰摂取にも注意する．過度な怒責や長時間便器に座り続けることを避け，便性状の改善と便意が発現してから排便するように指導する[28]．局所の血流障害を伴う血栓性外痔核や嵌頓痔核には座浴や入浴で局所を暖めることが疼痛と腫脹の緩和に有効である．その他の生活指導としては長時間の座位や体の冷えを避けるように指導する．

Ⅰ 痔核

Ⅱ 痔瘻

Ⅲ 裂肛

Ⅳ 直腸脱

検索式一覧

システマティックレビュー結果

（2）薬物療法

薬物療法は腫脹，疼痛，出血の緩和に効果を認めるが，慢性的な脱肛症状を消失させる効能はない．薬剤の種類としては外用薬と内服薬があり，外用薬には坐薬と軟膏がある．ステロイド含有薬は腫脹，疼痛，出血の強い急性炎症の時期に著効を示す場合が多いが，長期間の使用でまれにステロイド性皮膚炎や肛門周囲白癬症を生じることがある．トリベノシドやブロメラインを含有するものは炎症性浮腫の緩和，局所麻酔薬が配合されているものは疼痛の緩和，ビスマス系のものは出血症状の緩和に有効である．フラボノイド類は疼痛，腫脹，出血に著明な改善効果を示すことが報告されているが，フラボノイド類の妊婦に対する安全性は保障されておらず，胎児の死亡 1 例，奇形 1 例が報告されているため安全性は十分ではない．

2）外科的治療

（1）結紮切除術

結紮切除術は開放術式である Milligan-Morgan 法に準じた術式である．一般的には 1〜3ヵ所の痔核組織を剝離して根部の痔動脈を結紮したうえで切除する．本邦では肛門上皮を可及的に温存する半閉鎖術式，北米では Ferguson 式閉鎖術式が施行されることが多い．結紮切除術は grade Ⅲ，Ⅳのあらゆる形態の内外痔核に対応できる術式であり，肛門ポリープ，血栓性外痔核，痔瘻，裂肛を合併している痔核でも対応できる．

（2）ゴム輪結紮法

ゴム輪結紮療法は非観血的治療法のひとつで，痔核を緊縛して局所の循環障害によって壊死脱落させる方法である．内痔核に限定すれば疼痛がほとんどなく手技が簡便なため，適当な大きさの痔核に対して外来手術として施行されている．下部消化管内視鏡下にゴム輪結紮法を行う方法もある．ゴム輪結紮療法の合併症として後出血を認めることがあり，血液凝固異常疾患または抗血栓薬を服用している場合は後出血の合併率が高いため，ゴム輪結紮療法の施行は控えるべきである．

（3）硬化療法

5％フェノールアーモンドオイルは痔核の血管周囲に炎症を引き起こし，二次的な線維化により痔核内の血流を低下させる効果があるため出血を主訴とする grade Ⅲまでの内痔核がよい適応である．

硫酸アルミニウムカリウム水和物・タンニン酸（aluminum potassium sulfate hydrate and tannic acid：ALTA）は痔核組織間質の膠原線維の線維化を促す作用により痔核の脱出を改善させる効果があり，grade Ⅱ，Ⅲ度の内痔核がよい適応である．ALTA 療法の施行に際しては四段階注射法の遵守と筒型の肛門鏡の使用が推奨される．有害事象としては発熱，直腸潰瘍，下腹部痛，血圧低下・徐脈がある．

（4）Stapled hemorrhoidopexy（PPH 法）

Circular stapler を用いて痔核上極より口側の直腸粘膜を環状に切除・縫合する術式である．脱出する肛門クッションを吊り上げて固定し，さらに上直腸動脈の血流を遮断して内痔核を縮小させる．全周性の内痔核や粘膜脱がよい適応であるが，単発性の内痔核では過剰切除になりうる．重篤な有害事象としてまれに直腸穿孔がみられる．

（5）分離結紮法

分離結紮法は古典的痔核結紮術であり，内痔核と外痔核それぞれの根部を持続的に緊縛して局所の阻血性壊死により痔核を脱落させる方法である．歯状線口側の内痔核に限らず，外痔核や皮

<＜痔核の診断・分類＞

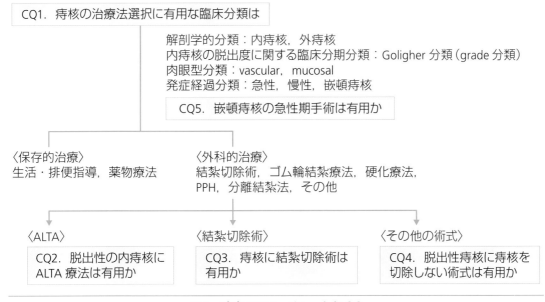

図1　診療のフローチャートとCQ

垂を含めた grade Ⅲ，Ⅳの痔核全体を結紮することもあるが，術後疼痛の強い症例が多いため局所除痛薬の併用が必要である．

（6）その他

　Anal cushion lifting 法は皮膚切開創から肛門クッションと内肛門括約筋との間の層を剥離し，痔核，肛門上皮，肛門クッションを吊り上げる方法である．経肛門的痔動脈結紮法は doppler ガイド下に内痔核に流入する上直腸動脈の分枝を数ヵ所結紮する方法である．最近では単に痔核組織を縫合固定するだけの mucopexy も行われている．

　以上を考慮して現時点でガイドライン委員会が提唱するフローチャートを**図1**に示す．

■文　献

1）Johanson JF, Sonnenberg A. The prevalence of hemorrhoids and chronic constipation：an epidemiologic study. Gastroenterology 1990；**98**：380-386.
2）Acheson RM. Haemorrhoids in the adult male：a small epidemiological study. Guys Hosp Rep 1960；**109**：184-195.
3）Gazet JC, Redding W, Rickett JW. The prevalence of haemorrhoids：a preliminary survey. Proc R Soc Med 1970；**63**（Suppl）：78-80.
4）Johanson JF, Sonnenberg A. Temporal changes in the occurrence of hemorrhoids in the United States and England. Dis Colon Rectum 1991；**34**：585-591；discussion 591-593.
5）Hyams L, Philpot J. An epidemiological investigation of hemorrhoids. Am J Proctol 1970；**21**：177-193.
6）Graham-Stewart CW. What causes hemorrhoids? a new theory of etiology. Dis Colon Rectum 1963；**6**：333-344.

7) Thomson JPS, Leicester RJ, Smith LE. Haemorrhoids. Coloproctology and the Pelvic floor, 2nd Ed, Henry MM, Swash M（eds）．Butterworth-Heinemann, Oxford, 1992：p.373-393.

8) Prasad GC, Prakash V, Tandon AK, et al. Studies on etiopathogenesis of hemorrhoids. Am J Proctol 1976；**27**：33-41.

9) Gass OC, Adams J. Haemorrhoids：aetiology and pathology. Am J Surg 1950；**79**：40-43.

10) Thomson WHF. The nature of haemorrhoids. Br J Surg 1975；**62**：542-552.

11) Haas PA, Fox TA, Haas GP. The pathogenesis of hemorrhoids. Dis Colon Rectum 1984；**27**：442-450.

12) 大堀晃裕. 痔核の病因と臨床病理学的研究. 東邦医学会雑誌 1996；**43**：139-148.

13) Hancock BD, Smith K. The internal anal sphincter and Lord；s procedure for haemorrhoids. Br J Surg 1975；**62**：833-836.

14) Read MG, Read NW, Haynes WG, et al. A prospective study of the effect of haemorrhoidectomy on sphincter function and faecal continence. Br J Surg 1982；**69**：396-398.

15) Graham-Stewart CW. What causes hemorrhoids? a new theory of etiology. Dis Colon Rectum 1963；**6**：333-344.

16) Burkitt DP. Varicose veins, D.V.T. and haemorrhoids；epidemiology and suggested aetiology. Br Med J 1972；**2**：556-561.

17) Morgagni JB. Sears and Causes of Diseases, Vol. 2, Letter 32, Article 10. 1749（Translated by Benjamin Alexander, 1769. London, A. Miller, p105-106）.

18) Parks HG. The surgical treatment of haemorrhoids. Br J Surg 1956；**43**：337-351.

19) 鬼束惇哉. 痔核─特にその病因について. 治療 1969；**51**：2081-2089.

20) Goenka MK, Kochhar R, Nagi B, et al. Rectosigmoid varices and other mucosal changes in patients with portal hypertension. Am J Gastroenterol 1991；**86**：1185-1189.

21) Swart B. Uberlegungen zur Genese thpischer Kollateralkreslaufe bei portalem Hochdruck und deren rontgenologisch-klinische Symptomatologie. Radiologe 1968；**8**：73-83.

22) Bernstein WC. What are hemorrhoids and what is their relationship to the portal venous system? Dis Colon Rectum 1983；**26**：829-834.

23) Jacobs DM, Bubrick MP, et al. The relationship of hemorrhoids to portal hypertension. Dis Colon Rectum 1980；**23**：567-569.

24) Aigner F, Gruber H, Conrad F, et al. Revised morphology and hemodynamics of the anorectal vascular plexus：impact on the course of hemorrhoidal disease. Int J Colorectal Dis 2009；**24**：105-113.

25) Clinical Practice Committee, American Gastroenterological Association. American Gastroenterological Association medical position statement：Diagnosis and treatment of hemorrhoids. Gastroenterology 2004；**126**：1461-1462.

26) Chan KK, Arthur JD. External haemorrhoidal thrombosis：evidence for current management. Tech Coloproctol 2013；**17**：21-25.

27) Daniel GL, Longo WE, Vernava AM 3rd. Pruritus ani. Causes and concerns. Dis Colon Rectum 1994；**37**：670-674.

28) 竹馬　彰. 痔核の保存的治療─非観血的治療と限界. 外科治療 2011；**105**：17-22.

CQ1. 痔核の治療法選択に有用な臨床分類は

I 痔核

II 痔瘻

III 裂肛

IV 直腸脱

検索式一覧

システマティックレビュー結果

要　約	推奨度	合意率	エビデンスの強さ
内痔核の脱出度分類である Goligher 分類は治療法選択の指標として有用である.			B
Goligher 分類は治療法のアウトカムの評価には不適である			C

■解　説

　痔核の臨床分類に求められるものは，最適な治療法選択の指標となることと，臨床研究においてアウトカムの予後予測因子として有用であることである．Goligher 分類（**表1**）[1] は内痔核の脱出・還納程度を患者の自覚症状により4段階に分けた臨床病期分類であり，簡便で普遍性がある[2]．治療法選択の指標として世界的に汎用されている．Goligher の名を冠しないで単に内痔核の grade 分類としている場合も多い[3~7]．Goligher 分類の時間的進行経過はほとんどが順行性に grade が進んでいき，IIからIII，IIIからIVは10年未満に次の grade に進行する割合が高いとの報告がみられる[8]．Goligher 分類は出血など他の内痔核による症状の重症度や全周性のものや血栓の合併などの病態が考慮されていないため治療法のアウトカムを評価するには適していない[9,10]．

　その他の臨床分類として PATE2000-Sorrento[11] は内痔核を部位別に脱出度分類し，外痔核は部位別にその有無を評価し，急性病変（浮腫，血栓）と肛門括約筋の緊張度（低，中，高）を記載する．改訂版（PATE2006）[12] では症状などの項目も加えて点数化している．痔核の状態を詳細に把握でき部位毎の治療法の選択や術後成績の評価に役立つとされる．しかし，その複雑さゆえに汎用されてはいない．内痔核の環周度，大きさ，red color sign（RCS）による内視鏡分類は出血と高い相関があり，治療法の評価に有用であると報告されている[13]．vascular と mucosal の2つの肉眼型に大別する分類も提唱されているが[14]，分類基準は明確に示されていない．Elbetti らは痔核を1つずつ分類する方法（single pile classification：SPC）を提唱し[10]，病的痔核の数（N），内痔核個々の Goligher 分類と線維化（F），外痔核の歯状線部への進展あるいはうっ血（E）と skin tag（S）の因子に分けて stage 分類している．

　しかしながら，痔核の肉眼分類において治療法のアウトカムや外科治療の成績を比較し予後予

表1　Goligher 分類．内痔核の脱出度に関する臨床病期分類

grade I：排便時に肛門管内で痔核は膨隆するが，脱出はしない
grade II：排便時に肛門外に脱出するが，排便が終わると自然に還納する
grade III：排便時に脱出し，用手的な還納が必要である
grade IV：常に肛門外に脱出し，還納が不可能である

測因子となるような確立された分類は現時点ではみられない．今後，治療法選択のために有用な肉眼的分類を創出していくことが望まれる．

　本邦では以下のような分類が提唱されているので参考にされたい．

・痔核膨隆部相互間の歯状線部粘膜のゆるみ・滑脱度による分類：結節型，中間型，粘膜脱型[15]

・脱出の程度（P0～2），外痔核の有無（E0～2），環周度（C0～2）の3つの尺度の分類（PEC分類）[16]

・肛門管内部位と病態観察の2所見から「解剖学的区画」と「病態」に基づく痔核程度分類（P分類）[17]

[重大な結果全般に関する全体的なエビデンスの質]
　エビデンスレベルの高い報告はない．

[推奨度の判定（推奨度を強くする要因）]
　診断や治療の選択に関する内容ではないため推奨度は決定しなかった．

●結果全般に関する全体的なエビデンスの質が高い　　　　　　　　No
　エビデンスとなる論文はほとんどなく RCT もない．

●利益と害・負担のバランスが確実（コストは含まず）　　　　　　Yes
　臨床症状の所見のみから分類ができ，それが治療法選択の指標として有用であるので利益が大きく負担は少ない．

●患者の価値観や好みの確実さ，あるいは一致　　　　　　　　　　Yes
　理解しやすい臨床病期分類は，患者の価値観や好みと一致する．

●正味の利益がコストや資源に見合ったものかどうか確実　　　　　Yes
　コストがかからないため利益が勝る．

注：パブリックコメントにおいて，痔核の肉眼分類は本邦ではまだコンセンサスが十分に形成されていないため本ガイドラインにおける委員会からの提唱に反対する意見があり，委員会で討議した結果，肉眼分類の図の部分は削除した．

■文　献

1) Goligher JC. Surgery of the Anus, Rectum and Colon, 5th Ed, Billiere Tindall, London, 1984：p.101.
2) 黒川彰夫，木附公介，下谷麻里子．痔核―内痔核―内痔核の分類．臨床外科 2008；63：81-87.
3) Banov L Jr, Knoepp LF Jr, Erdman LH, et al. Management of hemorrhoidal disease. J S C Med Assoc 1985；81：398-401.
4) Rivadeneira DE, Steele SR, Ternent C, et al. Practice parameters for the management of hemorrhoids (revised 2010). Dis Colon Rectum 2011；54：1059-1064.

5) Altomare DF, Roveran A. Pecorella G, et al. The treatment of hemorrhoids：guidelines of the Italian Society of Colorectal Surgery. Tech Coloproctol 2006；**10**：181-186.

6) Patient Care Committee of The Society for Surgery of the Alimentary Tract（SSAT）. Surgical management of hemorrhoids. J Gastrointest Surg 2005；**9**：455-456.

7) Madoff RD, Fleshman JW. American Gastroenterological Association technical review on the diagnosis and treatment of hemorrhoids. Gastroenterology 2004；**126**：1463-1473.

8) 藤解邦生，松尾恵五，新井健広ほか．痔核の時間的進行経過の検討．日本大腸肛門病学会雑誌 2016；**69**：59-65.

9) Trompetto M, Clerico G, Cocorullo GF, et al. Evaluation and management of hemorrhoids：Italian society of colorectal surgery（SICCR）consensus statement. Tech Coloproctol 2015；**19**：567-575.

10) Elbetti C, Giani I, Novelli E, et al. The single pile classification：a new tool for the classification of haemorrhoidal disease and the comparison of treatment resul. Updates Surg 2015；**67**：421-426

11) Gaj F, Trecca A, Busotti A, et al. The new classification of hemorrhoids：PATE2000-Sorrento. History of the scientific debate. Minerva Chir 2002；**57**：331-339.

12) Gaj F, Trecca A. NEW PATE 2006 system for classifying haemorrhoidal disease：advantages resulting from revision of "PATE 2000 Sorrento". Chir Ital 2007；**59**：521-526.

13) Fukuda A, Kajiyama T, Kishimot H, et al. Colonoscopic classification of internal hemorrhoids：usefulness in endoscopic band ligation. J Gastroenterol Hepatol 2005；**20**：46-50.

14) Graham-Stewart CW. What causes of hemorrhoids? A new theory of etiology. Dis Colon Rectum 1963；**6**：333-344.

15) 松尾恵五，辻仲康伸．痔核の病態，診断，分類．外科 2009；**71**：1391-1395.

16) 浅野道雄，松田保秀，川上和彦ほか．新しい痔核の病期分類（PEC 分類）の試み．日本大腸肛門病学会雑誌 2004；**57**：627.

17) 小杉光世．肛門管内外の解剖学的区画と病態に基づく痔核程度分類．日本大腸肛門病学会雑誌 2012；**65**：307-312.

CQ2. 脱出性の内痔核に ALTA 療法は有用か

推 奨	推奨度	合意率	エビデンスの強さ
脱出性の内痔核（grade Ⅱ～Ⅳ）に対して ALTA 療法は低侵襲性かつ有用な治療法である.	2	71.4%	C

■ 解 説

　ALTA（aluminum potassium sulfate hydrate and tannic acid）療法は有効成分である硫酸アルミニウムカリウムとタンニン酸の薬理効果で収斂作用，止血作用，起炎作用があり痔核への血流が速やかに低下・遮断する．その後，痔核間質組織への無菌性炎症を惹起し，その結果生じた線維化で癒着・固定化させることにより痔核の脱出症状を消失させる．ALTA 療法の施行に際しては，「四段階注射法講習会」の受講が義務づけられており，四段階注射法の遵守と筒型の肛門鏡の使用が推奨されている．

　ALTA を用いた局所注射療法の適応は，「脱出を伴う内痔核」grade Ⅱ～Ⅳである．ALTA は内痔核に対する注射療法剤であり，痛覚のある外痔核には投与できない．内痔核の退縮効果により，肛門管内外痔核も軽度縮小するが肛門管外の外痔核や皮垂には無効である．ALTA 療法の効果を高め局所の有害事象を減少させるためには，適切な部位に適切な量の ALTA を注入することと投与直後の十分なマッサージが求められる．ALTA 療法は局所麻酔，または高齢者で肛門括約筋が弛緩していれば無麻酔でも施行可能であり治療コストの低減化が図れる．

　禁忌は妊婦・授乳婦，腎不全で透析療法を受けている患者，嵌頓痔核の症例，本剤に過敏症の既往歴のある患者である．重症の腎機能障害や肝機能障害がある患者には慎重に投与する．また，放射線治療歴のある患者は禁忌と考えたほうがよい．ALTA 療法（四段階注射法）ガイドラインでは ALTA 療法の実際が詳細に解説されている[1]．

1. 根治性

　ALTA 療法の根治性に関するエビデンスとして，脱出，出血などの症状の消失とその長期予後を検討することが求められる．ランダム化比較試験（RCT）は行われていないが，薬剤承認時の国内臨床試験における脱出が消失する有効性（投与後 28 日）は 94.2%であり，6 年間の再審査期間の使用成績調査では 98.1%と報告されている[2]．内痔核の脱出程度（grade 分類）別有効率は grade Ⅱ：99.2%，Ⅲ：97.8%，Ⅳ：97.3%であり，grade ⅡがⅢ・Ⅳに比べて有効率が高かった．後向き観察研究では結紮切除手術と比較して，脱出再発率は高いものの簡便で合併症の少ない安全な治療であるとの報告が多い[3~5]．患者満足度においては ALTA 療法の満足度が高いとするもの[6]と，結紮切除手術に比して ALTA 療法は 4 年後の無症状率も患者満足度ともに低いとする報告がある[7]．

　特定使用成績調査（n＝2,070）では，来院しなくなった患者を再発なしと仮定すると，累積

脱出再発率は1年後4.6%，2年後7.8%，3年後10.1%と漸増しており，患者の来院などにより「再発」の有無が確認できた症例（$n=1,104$）に限った累積脱出再発率は1年後9.9%，2年後19.3%，3年後28.5%と増加していた．長期予後としての10年累積再発率でエビデンスの強いものはないが，内痔核治療法研究会の主題報告では10〜35%程度であった[8]．ただし，「再発率」の定義も確立されてはおらず，自施設に再診し，脱出あるいは出血などの再発を確認し再治療したものを再発率とする報告が多かった．

2. 術後疼痛

術後疼痛はALTA療法では少なく，低侵襲性の治療である[5]．

3. 術後出血，狭窄

術後出血や狭窄などの有害事象はほとんど認められない[2,3]．相対的に過量投与となると直腸潰瘍，痔核壊死などが発生する．

4. ALTA併用療法

ALTA単独療法では内痔核の大きなもの，粘膜（脱）型，外痔核成分の大きなものでは脱出再発率が高い[9,10]ため，再発率を減少させて治療効果を高めるために結紮切除手術や，外痔核切除との併用療法が行われている．ALTAの併用療法には1つの主痔核ごと（病変単位）に内痔核はALTA，外痔核は切除で治療するものと，症例ごとに大きな内外痔核には通常の結紮切除，あまり大きくない内痔核にはALTAを行う併用療法がある．両者ともに短期成績では脱出再発率がALTA単独療法に比べて大きく減少している[8,11,12]が，その長期成績はいまだ不明である．

[重大な結果全般に関する全体的なエビデンスの質]
エビデンスレベルの高い報告はない．

[推奨度の判定（推奨度を強くする要因)]
●結果全般に関する全体的なエビデンスの質が高い　　　　　　　　No
多数の後方視的な治療成績の報告はあるが，RCTはない．

●利益と害・負担のバランスが確実（コストは含まず）　　　　　　Yes
脱出，出血症状が即効的に消失する点，局所麻酔あるいは無麻酔でも処置できる点，手技に習熟した医師が行った場合には安全性が高い点で利益が大きく負担は少ない．

●患者の価値観や好みの確実さ，あるいは一致　　　　　　　　　　Yes
脱出，出血症状が消失する確実性や即効性，手技の比較的安全性は患者の価値観や好みと一致する．

●正味の利益がコストや資源に見合ったものかどうか確実　　　　　Yes
入院期間の短縮や外来治療によりコストの削減効果があるとの報告が多数あり，保険収載されている．

I 痔核

II 痔瘻

III 裂肛

IV 直腸脱

検索式一覧

システマティックレビュー結果

推奨度決定会議において第1回投票で「行うことを強く推奨する」が28.6%（14名中4名），「行うことを提案する（弱く推奨する)」が71.4%（(14名中10名）となり，推奨度2と決定した.

注：パブリックコメントにおいて，内痔核治療法研究会が発刊している『ALTA療法（四段階注射法）ガイドライン【医師用】2014』が引用されていないとの指摘があった．利益相反が明確ではないがALTA療法を施行する医師の間で利用されているガイドラインであるため解説中に引用した.

■文　献

1) 内痔核治療法研究会. ALTA療法（四段階注射法）ガイドライン【医師用】2014.
2) ジオン注無痛化剤付，ジオン注生食液付使用成績調査・特定使用成績調査結果のご報告. 田辺三菱製薬，2011.
3) Hachiro Y, Kunimoto M, Abe T, et al. Aluminum potassium sulfate and tannic acid（ALTA）injection as the mainstay of treatment for internal hemorrhoids. Surg Today 2011；41：806-809.
4) 安部達也，鉢呂芳一，国本正雄. 内痔核に対するALTA硬化療法と結紮切除術の比較検討. 日本大腸肛門病学会雑誌 2007；60：213-217.
5) Tokunaga Y, Sasaki H. Impact of less invasive treatments including sclerotherapy with a new agent and hemorrhoidopexy for prolapsing internal hemorrhoids. Int Surg 2013；98：210-213
6) 黒川彰夫，前田　泉. 内痔核治療における患者満足度―手術療法とALTA療法の比較検討. 臨床肛門病学 2010；2：81-85.
7) Yano T, Asano M, Tanaka S, et al. Prospective study comparing the new sclerotherapy and hemorrhoidectomy in terms of therapeutic outcomes at 4 years after the treatment. Surg Today 2014；44：449-453.
8) 小原　誠. Aluminum potassium sulfate and tannic acid（ALTA）療法の予後に関する検討. 日本大腸肛門病学会雑誌 2014；67：80-85.
9) 斎藤　徹，上月雅友，野田裕子ほか. ALTA（Aluminum Potassium Sulfate Hydrate, Tannic Acid）療法の評価. 臨床肛門病学 2016；8：1-10.
10) 内田正昭，山本佳生，佐藤　崇. 内痔核ALTA療法後再発例に対する再ALTA療法―初回成績との比較. 日本大腸肛門病学会雑誌 2016；69：90-95.
11) Abe T, Hachiro Y, Ebisawa Y, et al. Distal hemorrhoidectomy with ALTA injection：a new method for hemorrhoid surgery. Int Surg 2014；99：295-298.
12) 鉢呂芳一，安部達也，國本正雄ほか. 内外痔核に対するEA法の有用性. 日本大腸肛門病学会雑誌 2013；66：601-604.

CQ3. 痔核に結紮切除術は有用か

推 奨	推奨度	合意率	エビデンスの強さ
結紮切除術は多様な形態の脱出性の痔核（grade Ⅱ〜Ⅳ）に対して有用な治療法であり，再発率は他の術式に比べ低いか同等である．	1	92.9%	A

I 痔核

Ⅱ 痔瘻

Ⅲ 裂肛

Ⅳ 直腸脱

検索式一覧

システマティックレビュー結果

■ 解 説

1. 適 応

結紮切除術は痔核組織を剝離して根部の痔動脈を結紮したうえで痔核組織を切除する術式であり，一般的には grade Ⅱ〜Ⅳの脱出性内痔核および内外痔核に適応される．外痔核から内痔核を一塊として切除できるため，外痔核の大きな内外痔核や急性期の嵌頓痔核までいかなる形態の痔核に対しても対応できる．切除する際のデバイスとして，電気メス，超音波凝固切開，レーザーメスなどの報告があるが，vessel sealing system（Ligasure®）を用いた痔核切除は通常の切除に対して手術時間が短く，合併症は少ない[1〜5]．

2. 根治性

結紮切除術の治癒率は 76〜100%，再発率は 0〜2.5% と報告されており，長期的な根治性が高い治療法である[1〜13]．なお他の術式の再発率は mucopexy で 5〜16.7%[6〜10]，stapled hemorrhoidopexy で 2〜4%[11,12] であり，また結紮切除術の再発はゴム輪結紮法に比して有意に低く[13]，結紮切除術の根治性は他の術式より良好とされる．

結紮切除術と ALTA 療法を比較した RCT はない．手術時間，術後疼痛，術後出血，術後治癒日数の点では ALTA 療法が優れているが，再発率は ALTA 療法のほうが高い[14,15]．

3. 術後疼痛

結紮切除において，痛みの程度は visual anologue scale で 53〜90[5,11,12] であり，メタアナリシスでは他の術式に比べて術後疼痛は強い[5,10]．

4. 術後合併症

結紮切除術の術後合併症発症率としては後出血 0〜13.3%，狭窄 0.8〜5.0% と報告されている[1〜13]．結紮切除が 1 箇所と複数個の間には合併症の発生に有意な差がみられる．合併症全体でみても，結紮切除術 12.7〜46% に対して mucopexy 0〜40% であり[6〜10]，またゴム輪結紮法の術後合併症発症率は有意に低く，結紮切除術では高い傾向がある[13]．stapled hemorrhoidopexy との比較では結紮切除術のほうがより術後合併症が少なく安全である[11,12]．

［重大な結果全般に関する全体的なエビデンスの質］

他の術式と比較した RCT を多数認めエビデンスレベルは高い.

［推奨度の判定（推奨度を強くする要因）］

●結果全般に関する全体的なエビデンスの質が高い　　　　　　　　Yes

他の術式と比較した RCT を多数認め，成功率はばらつきなく高く，エビデンスレベルは高い.

●利益と害・負担のバランスが確実（コストは含まず）　　　　　　Yes

合併症率は他の術式と比較して同等から高いとされるが，成功率は高いため，害が利益を上回るとはされない.

●患者の価値観や好みの確実さ，あるいは一致　　　　　　　　　　Yes

合併症の点は患者に不都合だが，本邦では成功率を重視する傾向にあると考えられ，患者の価値観や好みに一致する.

●正味の利益がコストや資源に見合ったものかどうか確実　　　　　Yes

入院期間の点では他の術式と比較して長いが，手術に使用される機材，資材においてはコストは低い. また，再発率が低いことから数回の治療を要さずコストは低いと考えられる. しかし，再発後の治療も含めたコストに関する文献はない.

推奨度決定会議において第 1 回投票で「行うことを強く推奨する」が 92.9%（14 名中 13名），「行うことを提案する（弱く推奨する）」が 7.1%（14 名中 1 名）となり，推奨度 1 と決定した.

注：パブリックコメントにおいて痔核手術後の便・ガス失禁発症率が最大 10% であると記述されていたことへ懸念が寄せられた. RCT のなかに記載されていた数値であったが，本邦の実際とはかけ離れた数値であるので読者に大きな誤解を招くおそれがあり，この部分の記述は削除した.

■**文　献**

1）Bessa SS. Diathermy excisional hemorrhoidectomy：a prospective randomized study comparing pedicle ligation and pedicle coagulation. Dis Colon Rectum 2011；54：1405-1411.
2）Altomare DF, Milito G, Andreoli R, et al. Ligasure Precise vs. conventional diathermy for Milligan-Morgan hemorrhoidectomy：a prospective, randomized, multicenter trial. Dis Colon Rectum 2008；51：514-519.
3）Tan KY, Zin T, Sim HL, et al. Randomized clinical trial comparing LigaSure haemorrhoidectomy with open diathermy haemorrhoidectomy. Tech Coloproctol 2008；12：93-97.
4）Castellvi J, Sueiras A, Espinosa J, et al. Ligasure versus diathermy hemorrhoidectomy under spinal

anesthesia or pudendal block with ropivacaine : a randomized prospective clinical study with 1-year follow-up. Int J Colorectal Dis 2009 ; 24, 1011-1018.

5) Xu L, Chen H, Lin G, et al. Ligasure versus Ferguson hemorrhoidectomy in the treatment of hemorrhoids : a meta-analysis of randomized control trials. Surg Laparosc Endosc Percutan Tech 2015 ; 25 : 106-110.

6) Elmer SE, Nygren JO, Lenander CE. A randomized trial of transanal hemorrhoidal dearterialization with anopexy compared with open hemorrhoidectomy in the treatment of hemorrhoids. Dis Colon Rectum 2013 ; 56 : 484-490.

7) Denoya PI, Fakhoury M, Chang K, et al. Dearterialization with mucopexy versus haemorrhoidectomy for grade III or IV haemorrhoids : short-term results of a double-blind randomized controlled trial. Colorectal Dis 2013 ; 15 : 1281-1288.

8) Denoya P, Tam J, Bergamaschi R. Hemorrhoidal dearterialization with mucopexy versus hemorrhoidectomy : 3-year follow-up assessment of a randomized controlled trial. Tech Coloproctol 2014 ; 18 : 1081-1085.

9) Elshazly WG, Gazal AE, Madbouly K, et al. Ligation anopexy versus hemorrhoidectomy in the treatment of second- and third-degree hemorrhoids. Tech Coloproctol 2015 ; 19 : 29-34.

10) Xu L, Chen H, Lin G, et al. Transanal hemorrhoidal dearterialization with mucopexy versus open hemorrhoidectomy in the treatment of hemorrhoids : a meta-analysis of randomized control trials. Tech Coloproctol 2016 ; 20 : 825-833.

11) Abid KJ, Gul M, Amin MN, et al. Comparison between open and stapled haemorrhoidectomy in the treatment of 3rd and 4th degree haemorrhoids at surgical unit II Shalamar Hospital Lahore. Pakistan Journal of Medical and Health Sciences 2015 ; 9 : 1144-1147.

12) Sabanci U, Ogun I, Candemir G. Stapled haemorrhoidopexy versus Ferguson haemorrhoidectomy : a prospective study with 2-year postoperative follow-up. J Int Med Res 2007 ; 35 : 917-921.

13) Shaugam V, Thaha MA. Rubber band ligation versus excisional haerorrhoidectomy for haemorrhoids. Cochrane Database Syst Rev 2005 ; 20 (3).

14) 辻　順行. 痔核に対する結紮切除と ALTA 法の有効性. 外科治療 2008 ; 99 : 301-304.

15) 安部達也, 鉢呂芳一, 国本正雄. 内痔核に対する ALTA 療法と結紮切除術の比較検討. 日本大腸肛門病学会雑誌 2007 ; 60 : 213-217.

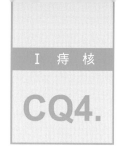

CQ4. 脱出性痔核に痔核を切除しない術式は有用か

推 奨	推奨度	合意率	エビデンスの強さ
痔核の症状，臨床病期により正確な適応の判断のもと施行されれば有用である．	2	85.7%	C

■解 説

　脱出性痔核に対する痔核を切除しない術式として，5%フェノールアーモンドオイル[1,5]やALTAを用いた硬化療法，ゴム輪結紮法[2~5]，anal cushion lifting法[6,7]，経肛門的痔動脈結紮法[8,9]，mucopexy[10,11]，分離結紮法[12,13]があげられる（ALTA療法についてはCQ2を参照）．

1. 適 応

　5%フェノールアーモンドオイルはgrade Ⅰ～Ⅲで出血を主症状とする内痔核に，ゴム輪結紮法はgrade Ⅰ～Ⅲの内痔核に適応とされる．外痔核に対する効果は少なく，内痔核の症状の改善，縮小を考えての治療法である．anal cushion lifting法，経肛門的痔動脈結紮法，mucopexyは吊り上げ効果があり，小さな外痔核に対しても有効であるが，大きな外痔核を伴う症例では外痔核切除が必要である．分離結紮法はgrade Ⅱ～Ⅳの痔核に適応とされ，壊死，脱落による効果で内痔核のみでなく外痔核に対しても切除に順ずる効果が期待できる．

2. 各術式別特徴

　5%フェノールアーモンドオイル，ゴム輪結紮法は無麻酔での処置が可能で，経肛門的痔動脈結紮法，mucopexy，分離結紮法は局所麻酔下あるいは腰椎麻酔下での施行，anal cushion lifting法は腰椎麻酔下で施行する．5%フェノールアーモンドオイル，ゴム輪結紮法は日帰り手術，経肛門的痔動脈結紮法，mucopexy，分離結紮法は日帰り手術あるいは一泊程度の入院を要するが，anal cushion lifting法は2～13日の入院期間を要する[6,7]．手術時間に関しては5%フェノールアーモンドオイルとゴム輪結紮法の報告はないが，数分間での処置が可能である．anal cushion lifting法では4～30分[6,7]，経肛門的痔動脈結紮法では32～47分[8,9]，mucopexyでは23～60分[10,11]と術式による違いがある．

3. 術後合併症

　出血は5%フェノールアーモンドオイルでは1%未満[1]，ゴム輪結紮法では0～18%[2~4]，anal cushion lifting法では0.8%[6,7]，経肛門的痔動脈結紮法では0.1～29%[8,9]，mucopexyでは1.2%[10,11]，分離結紮法では0.51～0.84%[12,13]と報告されている．

　術後疼痛は5%フェノールアーモンドオイルとゴム輪結紮法ではほとんどない．anal cushion lifting法，経肛門的痔動脈結紮法，mucopexyでは術後3病日ほどで改善するが[6~11]，分離結

紮法では術後疼痛が強い[12,13].

4. 術後再発

5%フェノールアーモンドオイルの止血効果は70〜90%，脱出の改善は50〜81.6%，効能期間は比較的短い[2〜4]．ゴム輪結紮法の再発率は0〜12%，anal cushion lifting法の再発率は3%[6,7]．経肛門的痔動脈結紮法の再発率は3.3〜27%[8,9]，mucopexyの再発率は5.1%[10,11]と文献上では差違はない．分離結紮法の再発率の報告はない．切除をしない術式の機序から考えて，分離結紮法以外の術式では結紮切除術に比べて再発率は高い．

5. 患者満足度

5%フェノールアーモンドオイルで88.9%[1]，ゴム輪結紮法で73.4〜95%[2〜4]，経肛門的痔動脈結紮法で66〜93%[8,9]，mucopexyで88.5%[10,11]と報告されている．

[重大な結果全般に関する全体的なエビデンスの質]
　エビデンスレベルの高い報告はない．

[推奨度の判定（推奨度を強くする要因）]
●結果全般に関する全体的なエビデンスの質が高い　　　　　　　No
　各術式ともに後方視的な報告が多く，RCTなどはない．

●利益と害・負担のバランスが確実（コストは含まず）　　　　　Yes
　外来処置が可能な術式や入院でも短期入院で可能であるなど有益な点もあるが，長期成績など根治性の点が不確実である．

●患者の価値観や好みの確実さ，あるいは一致　　　　　　　　Yes
　症状の改善，入院期間の短縮，社会復帰の容易さなど，有用な治療法として選択肢となりうる．

●正味の利益がコストや資源に見合ったものかどうか確実　　　　No
　術式としての保険収載がなく，高額な機材を必要とする術式もある．

　推奨度決定会議において第1回投票で「行うことを強く推奨する」が7.1%（14名中1名），「行うことを提案する（弱く推奨する）」が85.7%（14名中12名），「行わないことを提案する（弱く推奨する）」が7.1%（14名中1名）となり，推奨度2と決定した．

■文　献

1）田井　陽，佐々木茂雄．内痔核に対する5% Phenol Almond Oil（Paoscle）による硬化療法の持続効果について．日本大腸肛門病学会雑誌 1988；41：287-294.

I 痔核
II 痔瘻
III 裂肛
IV 直腸脱
検索式一覧
システマティックレビュー結果

2) Kosugi M, Iwaki T. New rubber-band loader to facilitate use of hemorrhoid ligator. Dis Colon Rectum 1998；41：1328-1329.

3) Saeed N, Khan MY, Khan NM-U-R. Comparison of rubber band ligation versus injection sclerotherapy in second degree haemorrhoids. Medical Forum Monthly 2009；20：40-44.

4) Ali U, Samad A. Rubber band ligation versus open Hemorrhoidectomy：A study of 100 cases. J Postgrad Med Inst 2005；19：217-222.

5) Rivadeneira DE, Steele SR, Ternent C, et al. Practice parameters for the management of hemorrhoids（revised 2010）. Dis Colon Rectum 2011；54：1059-1964.

6) 石山勇司, 樽見　研, 石山元太郎ほか. 私の行っている痔核手術―結紮切除を行わない手術法― Anal Cushion Lifting 法. 臨床肛門病学 2013；5：29-33.

7) Ishiyama G, Nishidate T, Ishiyama Y, et al. Anal cushion lifting method is a novel radical management strategy for hemorrhoids that does not involve excision or cause postoperative anal complications. Gastrointestinal Surg 2015；7：273-278.

8) Morinaga K, Hasuda K, Ikeda T. A novel therapy for internal hemorrhoids：ligation of the hemorrhoidal artery with newly devised instrument（Moricorn）in conjunction with a Doppler flowmeter. Am J Gastroenterol 1995；90：610-613.

9) Infantino A, Bellomo R, Dal Monte PP, et al. Transanal hemorrhoidal artery echodoppler ligation and anopexy（THD）is effective for Ⅱ and Ⅲ degree haemorrhoids：a prospective multicentric study. Colorectal Dis 2010；12：804-809.

10) Iachino C, Saccone M, Milone L, et al. Hemor-Pex System：result of the first 1000 cases. Chirugia 2009；22：1-3.

11) Pagano C, Vergani C, Invernizzi C, et al. Mucopexy-Recto Anal Lifting（Mu-RAL）：a standardized minimally invasive method of managing symptomatic hemorrhoids, with an innovative suturing technique and the HemorPex System®. Minerva Chirurgica 2018；73：469-474.

12) 増田芳夫, 黒川彰夫, 畑　嘉也. 古典的な痔核結紮療法の応用と術後成績―分離結紮術を中心に. 日本大腸肛門病学会雑誌 1998；51：1087-1093.

13) 岡空達夫. 分離結紮法を用いた嵌頓痔核に対する痔核根治手術. 臨床肛門病学 2010；2：45-47.

CQ5. 嵌頓痔核の急性期手術は有用か

推　奨	推奨度	合意率	エビデンスの強さ
嵌頓痔核の急性期手術は早期の社会復帰が可能であるが難易度が高く，術後狭窄などのリスクがあり，勧められない．	3	85.7%	C

■ 解　説

　嵌頓痔核は突然発症する激しい肛門痛と腫脹が特徴で，大きな内外痔核の腫脹，内外痔核の間の深い輪状の溝を認める．痔核内部に血栓形成が透見され，壊死や潰瘍形成を認める場合もある（図1）．鑑別診断として以下の疾患があげられる[1,2]．

　① grade Ⅲ，Ⅳの痔核

　肛門外への脱出を認めるが，血流障害，血栓形成，外痔核腫脹，肛門周囲皮膚の浮腫などは認めない．深い内外痔核間溝を認めないことも鑑別に役立つ（図2）．

　②広範囲の血栓性外痔核（図3，図4）

　外痔核成分のみの血栓形成による肥大，腫脹で，肛門鏡診により内痔核の腫大，脱出でないことは容易に鑑別が可能である．

　③直腸脱，直腸粘膜脱の脱出あるいは嵌頓（図5，図6）

　外痔核の腫脹を認めず，部分的直腸粘膜の脱出を認める．あるいは嵌頓粘膜は同心円状で血栓形成は少ない．嵌頓による壊死性変化も同心円状となる．

　④直腸腫瘍（腺腫・癌）の脱出（図7）あるいは嵌頓

　腫瘍は実質性で，腺腫状，絨毛状の粘膜面を認める．

　なお，図1〜7はすべて Jack-knife 体位である．

1. 治療方針

　嵌頓痔核は外科的治療の適応となるが，緊急で急性期に手術を行う場合と腫脹が消退してから待期的に手術を行う場合があり，手術時期の選択が問題となる．嵌頓痔核に対する手術の至適時期は急性期に手術するほうがよいとする報告と，待機的に手術するほうがよいとする報告がある．激しい疼痛や壊死による出血が持続する症例や，早期の社会復帰など患者の要望がある場合には急性期の根治手術を考慮するが，問題点として術後疼痛，術後出血，術後狭窄があげられ，この点でも諸家の報告で違いがみられる．しかし，非嵌頓痔核の結紮切除と比較して，手術の難易度が高く，術後疼痛，術後出血，術後狭窄の危険性は高い．術者，あるいは助手として十分な修練を積んだ肛門科医が手術を行う必要がある．

Ⅰ 痔核
Ⅱ 痔瘻
Ⅲ 裂肛
Ⅳ 直腸脱
検索式一覧
システマティックレビュー結果

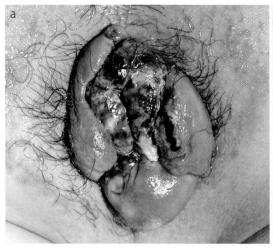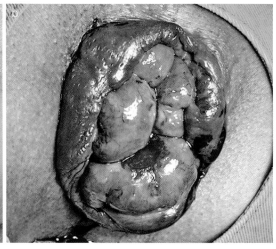

図1　嵌頓痔核

大きな内外痔核の腫脹，内外痔核の間の深い輪状の溝を認める．痔核内部に血栓形成が透見され，壊死や潰瘍形成を認める．

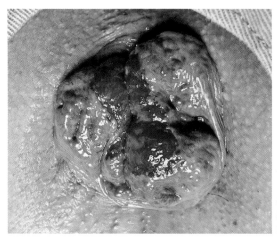

図2　grade Ⅲ痔核

肛門外への脱出を認めるが，血流障害，血栓形成，外痔核腫脹，肛門周囲皮膚の浮腫などは認めない．深い内外痔核間溝を認めないことも鑑別に役立つ．

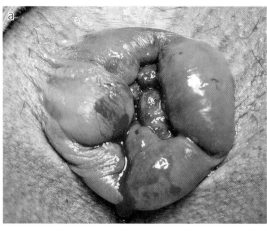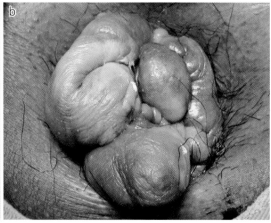

図3　過度の怒責による外痔核の急性浮腫状変化や長年の外的刺激での肥厚，肥大化した外痔核を認める

a：怒責過多による外痔核の腫脹
b：肥大化した外痔核

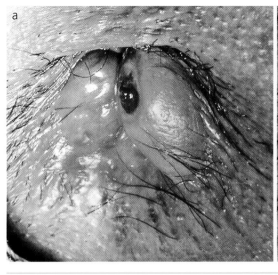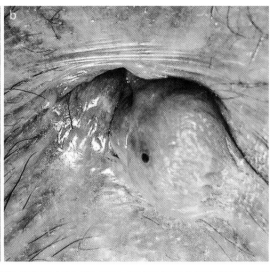

図4　血栓性外痔核

外痔核成分のみの血栓形成による肥大・腫脹で，肛門鏡診により内痔核の腫大，脱出でないことは容易に鑑別可能である．

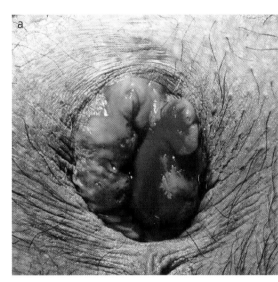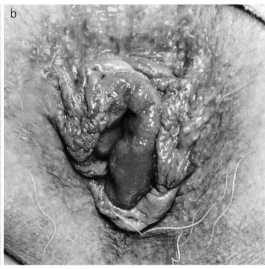

図5　直腸粘膜脱

外痔核の腫脹を認めず，部分的直腸粘膜の脱出を認める．

2. 術後合併症

　強度の術後疼痛は嵌頓痔核では 48.3％，非嵌頓痔核では 20.1％ と嵌頓痔核で有意に高い[3]．術後狭窄は急性期手術では 4.8～17.2％，準待機手術では 21.9％，待機手術では 2.8～16.7％，非嵌頓痔核では 5.3％ の報告があり，嵌頓痔核では非嵌頓痔核に比べ術後狭窄の発生は有意に高いといえるが，急性期手術，待機手術での発生頻度に有意差はない[4～11]．また，結紮切除の個数での狭窄発生頻度は個数が多いほど狭窄の発生頻度が高いとの報告も，個数に関係しないとの

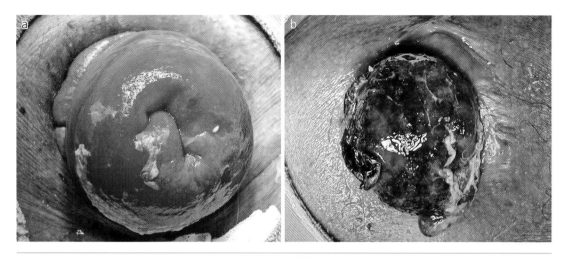

図6 直腸脱

外痔核の腫脹を認めず（a），脱出あるいは嵌頓粘膜は同心円状で血栓形成は少ない（b）．嵌頓による壊死性変化も同心円状となる．

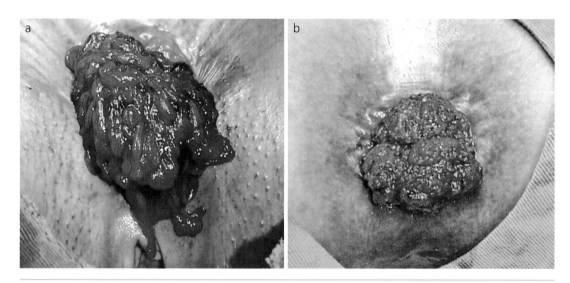

図7 腫瘍の脱出

絨毛腺腫の肛門外への脱出を認める．

報告もある[4~8]．術後出血では急性期手術では 3.2～8.5％，待機手術では 2.8～5.3％と手術時期での頻度に差異はない[5~11]．

3. 術後肛門機能低下（失禁）

急性期手術では 31.6％，待機的手術では 9.4～16.7％と有意差がないとの報告があるが，急性期手術では排便機能の低下のリスクが高い傾向がある[4~11]．

4. 患者満足度

満足あるいはほぼ満足と答えた割合は急性期手術で 94.7％，待機的手術で 90.6～100％で，手

術時期による患者満足度に有意差はみられなかった[5~8, 10, 11].

[重大な結果全般に関する全体的なエビデンスの質]
　エビデンスレベルの高い報告や RCT はない.

[推奨度の判定（推奨度を強くする要因）]

●結果全般に関する全体的なエビデンスの質が高い　　　　　　　No
　後方視的な報告が多く，RCT などはない.

●利益と害・負担のバランスが確実（コストは含まず）　　　　　No
　急性期手術，待機手術のどちらでも結紮切除での根治性は高いが，急性期手術では術後狭窄，疼痛の問題があり，待機手術では疼痛期間，社会復帰期間が長くなるなどの問題がある.

●患者の価値観や好みの確実さ，あるいは一致　　　　　　　　　Yes
　激しい疼痛，社会的要因などで手術時期を決定する.

●正味の利益がコストや資源に見合ったものかどうか確実　　　　Yes
　術式としては結紮切除術で通常と変わらない.

　推奨度決定会議において第 1 回投票で「行うことを提案する（弱く推奨する）」が 35.7%（14 名中 5 名），「行わないことを提案する（弱く推奨する）」が 64.3%（14 名中 9 名）と 70% の合意率に達しなかった. 委員会で再討論を行い，嵌頓痔核での急性期手術は肛門科専門医においても難易度は高く，一般的には「行わないことを提案する（弱く推奨する）」との意見でのコンセンサスが得られ，第 2 回投票で「行わないことを提案する（弱く推奨する）」が 85.7%（14 名中 12 名）となり，推奨度 3 と決定した.

注：パブリックコメントにおいて CQ の文言がわかりにくいとの指摘があり，「鑑別診断と治療方針は」より「急性期手術は有用か」に修正した.

■文　献

1） Beck DE. Benign rectal, anal, and perineal problems. ACS Surgery：Principles and Practice, 3rd Ed, Webmed Scientific American Medicine, 2004：p.1-12.
2） 松田好雄，町田智幸，大高京子ほか. 嵌頓痔核の治療. 臨床外科 2008；**63**；147-155.
3） 辻　順行，高野正博，黒水丈次. 痔核術後の疼痛の解析と対策. 日本大腸肛門病学会雑誌 1999；**52**：519-523.
4） 辻　順行，辻　大志，辻　時夫. 痔核術後肛門狭窄の解析と対策. 日本大腸肛門病学会雑誌 2003；**56**：132-136.
5） Smith M. Early operation for acute haemorrhoids. Br J Surg 1967；**54**：141-144.

I 痔核
II 痔瘻
III 裂肛
IV 直腸脱
検索式一覧
システマティックレビュー結果

6) George B, Moti K. Urgent hemorrhoidectomy for hemorrhoidal thrombosis. Dis Colon Rectum 1979；**22**：159-161.

7) Howard PM, Pingree JH. Immediate radical surgery for hemorrhoidal disease with acute extensive thrombosis. Am J Surg 1968；**116**：777-778.

8) Mazier WP. Emergency hemorrhoidectomy：a Worth while procedure. Dis Colon Rectum 1973；**16**：200-205.

9) 高野正博，藤好健史，高木幸一ほか．嵌頓痔核の外科的治療．日本大腸肛門病学会雑誌 1991；**44**：248-253.

10) Eu KW, Seow-Choen F, Goh HS. Comparison of emergency and elective hemorrhoidectomy. Br J Surg 1994；**81**：308-310.

11) 矢野孝明，浅野道雄，田中荘一ほか．嵌頓痔核に対する手術の至適なタイミング．臨床外科 2011；**66**：1111-1113.

痔瘻

総　論

1. はじめに

　肛門管内から発生し肛門や直腸周囲に進展した膿瘍が，自潰して排膿または切開して排膿されると，その多くは線維化して瘻管を形成し痔瘻となる．痔瘻の原因となる小孔を原発口，感染を遷延させる原因となる部位を原発巣，原発口から原発巣までの瘻管を一次瘻管，原発巣以後の瘻管を二次瘻管，二次瘻管の皮膚開口部を二次口と呼ぶ．

2. 疫　学

　痔瘻の有病率は欧米では100,000人あたり5.6〜20.8人で，年齢は男女とも30〜40歳代に好発する[1〜5]．本邦でも痔瘻罹患者の年齢別頻度では30歳代30%，40歳代21%と若い世代に多い[6,7]．肛門周囲膿瘍の男女比は2.8〜5.5：1であり[8〜10]，痔瘻の男女比も2.2〜5.7：1と同程度である[1,9]．前方痔瘻は女性25%に対して男性12.3%であり，有意に女性に多いことが報告されている[10]．

3. 病　因

　肛門周囲膿瘍は肛門陰窩から肛門導管を経て肛門腺に細菌が侵入し感染を起こすものである（cryptoglandular infection）[11〜14]．しかし裂肛から発生する痔瘻，クローン病に合併する痔瘻[15]，結核[16]，HIV感染，膿皮症[17]などが関与する痔瘻も頻度は高くないが存在する．

　感染の広がり方には内外括約筋間を上行するもの，外肛門括約筋外側に瘻管を伸ばすもの，まれではあるが肛門挙筋上にいたるものなどがあり，痔瘻の形態は多彩である．

　これまで肛門周囲膿瘍は必ず痔瘻に移行すると考えられていたが，最近の報告では，肛門周囲膿瘍の切開排膿後の痔瘻への移行率は30数%程度とされる[18,19]．また，女性よりも男性が，起炎菌も *E.coli* が痔瘻に移行しやすい．

4. 臨床所見

　肛門周囲膿瘍の初期症状は肛門周囲に突然起こる疼痛・発赤・腫脹である．深い肛門周囲膿瘍では小骨盤の鈍痛や背部痛を生じ，発熱や不快感などの全身症状を伴うこともある．痔瘻になると持続的な膿の排出や間欠的な肛門周囲の腫脹と圧痛をしばしば訴える[20]．これらの症状は，膿皮症，感染性瘤，単純ヘルペス，HIV感染症，結核，梅毒，放線菌症などの肛門周囲の皮膚感染症との鑑別を要する．特徴的な皮垂や多発痔瘻などクローン病を示唆する所見が認められる場合は，消化管の精密検査が必要である[20]．

　痔瘻の分類に関しては欧米においてはParks分類が広く用いられているが[21]，本邦においては隅越分類が汎用されている[22]．

1) Parks分類（図1）[21]

　Cryptoglandular infection によって発生した痔瘻を瘻管の走行パターンによって，intersphincteric, transsphincteric, suprasphincteric, extrasphincteric の4つに分類し，さらに in-

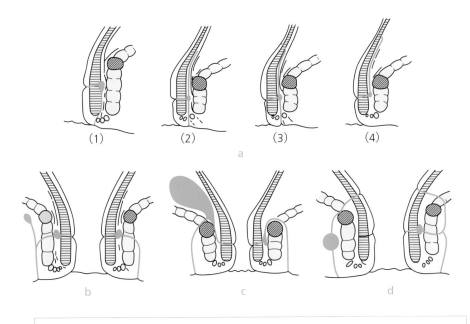

a. **Intersphincteric fistula**
   (1) Simple low tract
   (2) High blind tract
   (3) High tract with rectal opening
   (4) Rectal opening without perineal opening

b. **Transsphincteric fistula**

c. **Suprasphincteric fistula**

d. **Extrasphincteric fistula**

図1　Parks 分類

（文献 21 より改変）

tersphincteric fistula を二次瘻管の開口の有無と開口部位を考慮して 4 タイプに分類している.

2) 隅越分類（図 2）[22]

　肛門管を形成する肛門管上皮および皮膚，内肛門括約筋，外肛門括約筋，肛門挙筋による境界空隙に番号（Ⅰ，Ⅱ，Ⅲ，Ⅳ）を付し，歯状線より高位（high：H）か低位（low：L），また瘻管分岐が複雑（complex：C）単純（simple：S），さらに片側（unilateral：U），両側（bilateral：B）によって痔瘻を記号化した分類である．瘻管がどのスペースをどの高さでどのように走行するかを記号によって表している．低位筋間単純痔瘻をⅡLs，両側坐骨直腸窩痔瘻をⅢBなどと記す．本邦の痔瘻の型別有病率を男女別にみると，ⅠL：11～26.5%，26～31.4%，ⅡL：57.2～64%，51.4～60%，ⅡH：5.1～11%，2.9～8%，Ⅲ：9.4～11%，5～12.9%，Ⅳ：1.7～4%，1～1.4%と，男女ともにⅡLが多い[6,10,23]．

　近年，海外では Parks 分類の transsphincteric fistula を low と high に分けて扱うことが増えてきている．すなわち外肛門括約筋の下部 1/3 以下を通るもの[24~29]や皮下外肛門括約筋と浅外肛門括約筋の間を通るもの[30]を low transsphincteric fistula とし，外肛門括約筋の上部 2/3 を通るものや[24~28]，浅外肛門括約筋や恥骨直腸筋を通るものを high transsphincteric fistula と分類している．また，transsphincteric の名称を入れずに，low anal fistula や high anal fistula とすることもある[25,31]．本邦では Parks 分類と隅越分類を合致させ，intersphincteric fistula を筋間痔瘻，transsphincteric fistula を坐骨直腸窩痔瘻と訳すことが一般的であったが，低位筋間痔瘻は

Ⅰ 痔核

Ⅱ 痔瘻

Ⅲ 裂肛

Ⅳ 直腸脱

検索式一覧

システマティックレビュー結果

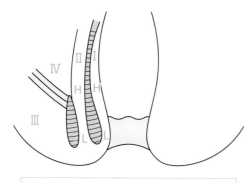

Ⅰ 皮下または粘膜下痔瘻	
L 皮下痔瘻	
H 粘膜下痔瘻	
Ⅱ 内外括約筋間痔瘻	
L 低位筋間痔瘻	S. 単純なもの
	C. 複雑なもの
H 高位筋間痔瘻	S. 単純なもの
	C. 複雑なもの
Ⅲ 肛門挙筋下痔瘻	
U 片側のもの	S. 単純なもの
	C. 複雑なもの
B 両側のもの	S. 単純なもの
	C. 複雑なもの
Ⅳ 肛門挙筋上痔瘻	

Ⅰ．粘膜，または皮膚と内括約筋との間の腔
Ⅱ．内，外括約筋の間の腔
Ⅲ．肛門挙筋下腔
Ⅳ．肛門挙筋上腔
H．歯状線より上方
L．歯状線より下方

図 2　隈越分類

（文献 22 より改変）

interspincteric fistula だけではなく，low transsphincteric fistula に相当するという考え方もある．

3）その他の分類

　経肛門的超音波検査[33,34]，CT，MRI などの画像診断の進歩[35,36] や解剖学的な知見[37] から，これまでになかった後方深部隙（posterior deep space）の概念や坐骨直腸窩を高位と低位に分けることを提唱した栗原らの分類などもある[32]．

5．診　断

1）身体所見（視診，指診，肛門鏡検査）

　肛門周囲の発赤・腫脹，二次口などを視診で確認する．腫脹している部位を指診すると圧痛を認める．二次口を外側に牽引すれば，皮膚の上から瘻管の走行を触知することができる．肛門内に挿入した示指と肛門外の母指との双指診で，原発口や瘻管の広がりを診断する．坐骨直腸窩痔瘻，骨盤直腸窩痔瘻では肛門挙筋を硬結として触れる[11]．肛門鏡検査では膿瘍，痔瘻の発生の原因となる原発口の部位を確認することが望ましいが，実際には確認できない場合も多い．術中に二次口からインジゴカルミン溶液や過酸化水素水を注入して原発口を同定することもある[38]．

2）画像診断

　痔瘻の画像診断としては超音波検査，CT，MRI 検査，瘻孔造影，注腸造影などが利用される．経肛門的超音波検査[34,39〜41] は肛門から超音波用プローブを挿入して，肛門周囲膿瘍や瘻管の部位と広がりを診断する．侵襲はほとんどなく，簡便で即座に病変情報を得ることができる利点がある．CT 検査は坐骨直腸窩膿瘍や骨盤直腸窩膿瘍の診断に有用である．MRI は CT よりもコントラスト分解能に優れ，横断像や冠状断像，矢状断像が自由に得られるため複雑痔瘻の診断に有用である[42]．

　潰瘍性大腸炎に対する回腸嚢再建術後や直腸膣瘻などの特殊な瘻孔病変の場合，腸管や二次口

よりガストログラフィンなどの造影剤を注入して，瘻管の広がりや原発口を確認する瘻孔造影も行われる．

6. 治　療

1) 肛門周囲膿瘍

　肛門周囲膿瘍の診断がつけば，基礎疾患の有無，抗血栓薬などの服用の有無にかかわらず，速やかに切開・排膿を行うことが原則である[3,43~51]．肛門周囲膿瘍の急性期に根治手術を行うことは肛門括約筋の損傷による括約筋不全のリスクが高い[52]．

　皮下膿瘍，低位筋間膿瘍のような比較的浅い部位の膿瘍の場合は，局所麻酔下の切開でよいが，高位筋間膿瘍，坐骨直腸窩膿瘍，骨盤直腸窩膿瘍などの深い部位の膿瘍に対しては，仙骨硬膜外麻酔下または腰椎麻酔下で切開を行うこともある．ドレナージのための切開の位置や大きさは膿瘍の病型や占拠範囲によるが，将来的に痔瘻化した場合の根治手術を考慮して，括約筋を損傷しないで十分なドレナージが効く方法で行う．

　抗菌薬の使用は一般の感染性疾患と異なり効果はあまり期待できないが，広範な蜂窩織炎を伴う場合や，糖尿病や心臓弁膜症などの併存疾患をもつ患者でドレナージだけでは改善しない場合には抗菌薬を投与すべきである．免疫低下状態の患者は必ず抗菌薬を投与する[43]．

2) 痔　瘻

　痔瘻の自然治癒はまれであるため，基本的には手術が必要である．痔瘻の型により，根治性と機能を考慮した手術が行われる．

(1) 開放術式

　瘻管を原発口から二次口まですべて開放する術式で，皮下痔瘻や低位筋間痔瘻に対して行われる．瘻管開放術（fistulotomy）は瘻管の手前側を開放し瘻管底部を残すもので，瘻管切除術（fistulectomy）は瘻管組織全体を切除するものである[53,54]．瘻管切除術の場合，瘻管のみの切除であれば問題ないが，瘻管周囲の組織を余分に切除すると，括約筋の損傷がむしろ多くなるので注意が必要である．

(2) 括約筋温存術式

　肛門括約筋を温存する術式のことで，前側方の痔瘻や括約筋機能が低下している症例に適応となる．外肛門括約筋を温存するもの，内肛門括約筋を温存するもの，その両者を温存するものなど，いろいろな術式がある[53,55]．

(3) シートン法

　一次口と二次口の間の瘻管にシートン（seton，ヒモの意味）を通して，少しずつ縛って時間をかけて瘻管を開放する術式である[54,56]．シートンの材料としてはナイロン糸，ペンローズドレーン，ベッセルループ，ゴム糸などが使用される．

(4) LIFT（ligation of intersphincteric fistula tract）法

　内外肛門括約筋間から瘻管に到達し内肛門括約筋側で瘻管を結紮し，内肛門括約筋内の瘻管（一次瘻管）は処理せず，内外肛門括約筋間の瘻管部（原発巣を含む）は切除し末梢の瘻管は掻爬する術式である[54,57,58]．末梢の二次瘻管を切除する LIFT 変法もある．

(5) advancement flap 法

　原発口とその周囲の組織を切除して，その欠損部を口側の粘膜，粘膜下層，内肛門括約筋からなる flap で覆う方法である[54,59]．

Ⅰ 痔核
Ⅱ 痔瘻
Ⅲ 裂肛
Ⅳ 直腸脱
検索式一覧
システマティックレビュー結果

（6）その他の複雑痔瘻に対する術式

原発口から内外肛門括約筋間を口側に環状あるいは螺旋状に進展し直腸狭窄をきたすこともある高位筋間痔瘻は，瘻管を直腸内で開放する術式，または歯状線より口側の内肛門括約筋を損傷しないように瘻管内を可及的に切除・掻爬してドレナージ創を作成する術式を行う．

坐骨直腸窩痔瘻は原発口と原発巣が後方に存在し，瘻管が片側または両側の坐骨直腸窩に進展する痔瘻であり，両側の場合は馬蹄形痔瘻（horse shoe fistula）と呼ばれる．手術は後方正中に存在する原発巣を切開開放するが二次瘻管すべての開放は行わない Hanley 法やその変法，または括約筋温存術式（くり抜き法，筋肉充填法，括約筋外アプローチによる術式）などが行われる[55,60,61]．後方深部腔の概念のもとに最初に原発巣に直視下に到達して一次瘻管，原発口を処理する手術[62]や，MRI を術前診断に用いてシートンを留置する手術も行われている[35]．骨盤直腸窩痔瘻は術前に MRI 検査で進展範囲を評価したうえで手術を行う[32,63~65]．

（7）本邦で採用されていない治療

海外では根治性よりも便失禁を起こさないことが重視される傾向にあり，肛門括約筋への侵襲がない治療法が試みられている[25,27]．fibrin glue は瘻管を掻爬した後にフィブリン糊を注入する[66]．fistula plug は瘻管を洗浄したあとにコラーゲン製のプラグを挿入して固定する[67,68]．瘻管内や周囲に自家や他家の組織から採取培養した幹細胞（stem cell）を注射する再生治療の試みもある．

注：パブリックコメントにおいて，栗原らの分類[32]に対してコンセンサスがまだ十分に形成されていないとの意見があり，委員会で討議した結果，表の記載を削除した．

■文　献

1) Zanotti C, Martinez-Puente C, Pascual I, et al. An assessment of the incidence of fistula-in-ano in four countries of the European Union. Int J Colorectal Dis 2007；**22**：1459-1462.
2) Sainio P. Fistula-in-ano in a defined population. Incidence and epidemiological aspects. Ann Chir Gynaecol 1984；**73**：219-224.
3) Oliver I, Lacueva FJ, Pérez Vicente F, et al. Randomized clinical trial comparing simple drainage of anorectal abscess with and without fistula track treatment. Int J Colorectal Dis 2002；**18**：107-110.
4) Simpson JA, Banerjea A, Scholefield JH. Management of anal fistula. BMJ 2012；**15**：345.
5) Brown HW, Wang L, Bunker CH, et al. Lower reproductive tract fistula repairs in inpatient US women, 1979-2006. Int Urogynecol J 2012；**23**：403-410.
6) 荒川廣太郎．女性の痔瘻．日本大腸肛門病学会雑誌 1990；**43**：1063-1069.
7) 辻　順行，家田浩男．肛門専門病院における新患 5447 人の分析．日本大腸肛門病学会雑誌 2013；**66**：479-491.
8) Ramanujam PS, Prasad ML, Abcarian H, et al. Perianal abscesses and fistulas. A study of 1023 patients. Dis Colon Rectum 1984；**27**：593-597.
9) Isbister WH. A simple method for the management of anorectal abscess. Aust N Z J Surg 1987；**57**：771-774.
10) 岩垂純一，隅越幸男，小野力三郎．女性の肛門部疾患の統計．日本大腸肛門病学会雑誌 1990；**43**：1056-1062.
11) Williams JG, Farrands PA, Williams AB, et al. The treatment of anal fistula：ACPGBI position statement. Colorectal Dis 2007；**9**（Suppl 4）：18-50.

12) Nesselrod JP. Pathogenesis of common anorectal infection. Am J Surg 1954；**88**：815-817.

13) Eisenhammer S. The internal anal sphincter and the anorectal abscess. Surg Gynecol Obstet 1956；**103**：501-506.

14) Parks AG. Pathogenesis and treatment of fistula-in-ano. Brit Med J 1961；**1**：463-469.

15) Marks CG, Ritchie JK, Lockhart-Mummery HE. Anal fistula in Crohn's disease. Br J Surg 1981；**68**：525-527.

16) Shukla HS, Gupta SC, Singh G et al. Tubercular fistula in ano. Br J Surg 1988；**75**：38-39.

17) Culp CE. Chronic hidradenitis of the anal canal：a surgical skin disease. Dis Colon Rectum 1983；**26**：669-676.

18) Hämäläinen KP, Sainio AP. Incidence of fistulas after drainage of acute anorectal abscesses. Dis Colon Rectum 1998；**41**：1357-1362.

19) 矢野孝明，松田保秀，浅野道雄ほか．低位筋間型肛門周囲膿瘍に対する切開排膿に関して．日本大腸肛門病学会雑誌 2010；**63**：415-418.

20) Steele SR, Kumar R, Feingold DL, et al. Practice parameters for the management of perianal abscess and fistula-in-ano. Dis Colon Rectum 2011；**54**：1465-1474.

21) Parks AG, Gordon PH, Hardcastle JD. A classification of fistula-in-ano. Br J Surg 1976；**63**：1-12.

22) 隅越幸男，高野正博，岡田光生ほか．痔瘻の分類．日本大腸肛門病学会雑誌 1972；**25**：177-184.

23) 高野正博，藤好建史，高木幸一．女性の前方痔瘻．日本大腸肛門病学会雑誌 1990；**43**：165-171.

24) Alasari S, Kim NK. Overview of anal fistula and systematic review of ligation of the intersphincteric fistula tract（LIFT）. Tech Coloproctol 2014；**18**：13-22.

25) Gottgens KW, Janssen PT, Heemskerk J, et al. Long-term outcome of low perianal fistulas treated by fistulotomy：a multicenter study. Int J Colorectal Dis 2015；**30**：213-219.

26) van Onkelen RS, Gosselink MP, Schouten WR. Ligation of the intersphincteric fistula tract in low transsphincteric fistulae：a new technique to avoid fistulotomy. Colorectal Dis 2012；**15**：587-591.

27) Visscher AP, Schuur D, Roos R, et al. Long-term follow-up after surgery for simple and complex cryptoglandular fistulas：fecal incontinence and impact on quality of life. Dis Colon Rectum 2015；**58**：533-539.

28) van Onkelen RS, Gosselink MP, van Rosmalen J, et al. Different characteristics of high and low transsphincteric fistulae. Colorectal Dis 2014；**16**：471-475.

29) Kelly ME, Heneghan HM, McDermott FD, et al. The role of loose seton in the management of anal fistula：a multicenter study of 200 patients. Tech Coloproctol 2014；**18**：915-919.

30) Malakorn S, Sammour T, Khomvilai S, et al. Ligation of intersphincteric fistula tract for fistula in ano：lessons learned from a decade of experience. Dis Colon Rectum 2017；**60**：1065-1070.

31) Gottgens KW, Vening W, van der Hagen SJ, et al. Long-term results of mucosal advancement flap combined with platelet-rich plasma for high cryptoglandular perianal fistulas. Dis Colon Rectum 2014；**57**：223-227.

32) 栗原浩幸，金井忠男，石川 徹ほか．痔瘻の新分類—後方複雑痔瘻および低位筋間痔瘻を明確化した痔瘻分類．日本大腸肛門病学会雑誌 2008；**61**：467-475.

33) 鈴木紳一郎，河野一男，松島善視ほか．経直腸的超音波検査を用いた深部痔瘻の画像診断．日本大腸肛門病学会雑誌 1989；**42**：280-287.

34) 辻 順行．経肛門的超音波検査による痔瘻・肛門周囲膿瘍の診断．日本大腸肛門病学会雑誌 1990；**43**：526-532.

35) 加川隆三郎，野村英明，武田亮二ほか．MRI で解析した坐骨・骨盤直腸窩痔瘻の進展のルール．日本大腸肛門病学会雑誌 2008；**61**：151-160.

36) 田中良明，小島隆司，伊東 功ほか．低位筋間痔瘻として分類に迷う病型の検討—"Trans-sphincteric 型（括約筋貫通型）"を考える．臨床肛門病学 2012；**3**：70-77.

37) Kurihara H, Kanai T, Ishikawa T, et al. A new concept for the surgical anatomy of posterior deep complex fistulas：the posterior deep space and the septum of the ischiorectal fossa. Dis Colon

Rectum 2006；**49**（Suppl）：S37-S44.

38）大久保賢治，辻仲康伸，浜畑幸弘ほか．痔瘻の一次口補助診断としてのポビドンヨード・オキシドール注入法の有用性．日本大腸肛門病学会雑誌 2004；**57**：336-339.

39）高野正博，藤吉建史．痔瘻術前診断における指診と経肛門的超音波検査との比較検討．日本大腸肛門病学会雑誌 1992；**45**：1033-1038.

40）松島　誠．直腸肛門周囲膿瘍の超音波診断．日本大腸肛門病学会雑誌 1990；**43**：1162-1169.

41）辻　順行，家田浩男．痔瘻に対する肛門超音波検査．外科 2011；**9**：942-947.

42）山名哲郎，牧田幸三，岩垂純一．MRI による骨盤直腸窩痔瘻の診断．日本大腸肛門病学会雑誌 2002；**55**：799-806.

43）Ommer A, Herold A, Berg E, et al. German S3 guideline：anal abscess. Int J Colorectal Dis 2012；**27**：831-883.

44）日高久光，佐々木俊治，瀬下　巌．直腸肛門周囲膿瘍の保存治療と外科療法．臨床外科 2008；**63**：191-197.

45）Tang CL, Chew SP, Seow-Choen F. Prospective randomized trial of drainage alone vs drainage and fistulotomy for acute perianal abscesses with proven internal opening. Dis Colon Rectum 1996；**39**：1415-1417.

46）Ho YH, Tan M, Chui CH, et al. Randomized controlled trial of primary fistulotomy with drainage alone for perianal abscess. Dis colon Rectum 1997；**40**：1435-1438.

47）Cox SN, Senagore A, Luchtefeld M, et al. Outcome after Incision and drainage with fistulotomy for ischiorectal abscess. The American Surgeon 1996；**63**：686-689.

48）Knoefel WT, Hosch SB, Hoyer B, et al. The initial approach to anorectal abscesses：Fistulotomy is safe and reduces the chance of recurrences. Dig Surg 2000；**17**：274-278.

49）下島裕寛，伊藤　功，河野洋一ほか．肛門周囲膿瘍—肛門・直腸周囲膿瘍の治療．臨床外科 2011；**12**：1464-1470.

50）松田保秀，川上和彦，中井勝彦ほか．直腸肛門周囲膿瘍と痔瘻—分類と治療．外科治療 2011；**105**：37-50.

51）栗原浩幸，金井忠男，石川　徹ほか．坐骨直腸窩膿瘍の病態と切開排膿術．日本大腸肛門病学会雑誌 2011；**64**：49-56.

52）Schouten WR, van Vroonhoven TJ. Treatment of anorectal abscess with or without primary fistulotomy. Results of a prospective randomized trial. Dis Colon Rectum 1991；**34**：60-63.

53）八子直樹．後方痔瘻の治療—筋間痔瘻に対する術式の検討．日本大腸肛門病学会雑誌 2013；**66**：1026-1034.

54）Vogel JD, Johnson EK, Morris AM, et al. Clinical practice guideline for the management of anorectal abscess, fistula-in-ano, and rectovaginal fistula. Dis Colon Rectum 2016；**59**：1117-1133

55）岩垂純一．本邦における痔瘻治療の変遷と，その考え方．日本大腸肛門病学会雑誌 2013；**66**：1011-1025.

56）黒川彰夫，木附公介，黒川幸夫．古典的な痔瘻根治術．日本大腸肛門病学会雑誌 2002；**48**：1113-1120.

57）豊田　剛，渡辺英生，松本欣也ほか．II型（前方・側方低位筋間）痔瘻に対する seton 法の術後肛門機能に関する評価．日本大腸肛門病学会雑誌 2009；**62**：14-20.

58）辻　順行，山田一隆，高野正博ほか．痔瘻術式別再発機序について．日本大腸肛門病学会雑誌 2009；**62**：850-856

59）Balciscueta Z, Uribe N, Minguez M, et al. The changes in resting anal pressure after performing full-thickness rectal advancement flaps. Am J Surg 2017；**214**：428-431.

60）岩垂純一．低位筋間痔瘻と坐骨直腸窩痔瘻に対する括約筋温存術式．日本大腸肛門病学会雑誌 1996；**49**：1191-1201.

61）辻　順行，中村　寧，緒方俊二ほか．深部痔瘻の治療．日本大腸肛門病学会雑誌 2013；**66**：1044-1058.

62) 栗原浩幸，金井忠男，石川　徹ほか．解剖・病態に則した後方複雑痔瘻のスタンダード手術．日本大腸肛門病学会雑誌 2009；**62**：879-885.

63) 栗原浩幸，金井忠男，金井慎一郎ほか．痔瘻の診断．日本大腸肛門病学会雑誌 2013；**66**：999-1010.

64) 斎藤　徹，上月雅友，野田裕子ほか．痔瘻の疫学と分類．日本大腸肛門病学会雑誌 2013；**66**：991-998.

65) 加川隆三郎，荒木吉朗，友井正弘．骨盤直腸窩痔瘻の形成における 2 つの経路．日本大腸肛門病学会雑誌 2016；**69**：81-89.

66) Sentovich SM. Fibrin glue for anal fistulas：long-term results. Dis Colon Rectum 2003；**46**：498-502.

67) Tan KK, Kaur G, Byrne CM, et al. Long-term outcome of the anal fistula plug for anal fistula of cryptoglandular origin. Colorectal Dis 2013；**15**：1510-1514.

68) Heydari A, Attina GM, Merolla E, et al. Bioabsorbable synthetic plug in the treatment of anal fistulas. Dis Colon Rectum 2013；**56**：774-779.

乳児痔瘻

1. 疫　学

　乳児痔瘻は成人の痔瘻とは異なる臨床的特徴を持ち，その病態生理や有病率は明らかでない．生後 6 ヵ月未満に約 80%，1 歳未満に 94% が発生するが，1 歳前後で自然治癒傾向がみられる[1～3]．乳児痔瘻の 90～98% は男児に発生し，女児はまれである[4,5]．

2. 病　因

　乳児痔瘻の病因は明らかでない．成人痔瘻の原因の大部分を占める cryptoglandular infection[6] のみでは，男児に圧倒的に多い理由や側方発生が多い理由を十分に説明できないため，汗腺・皮脂腺などの肛門部皮膚付属器感染説[7,8]，アンドロゲン関与説，解剖学的異常を伴う肛門陰窩が原因とする説，γ グロブリンの生理的低下が原因とする免疫不全説，などが唱えられており[9～11]，これらのいくつかの因子が重なって発生するものと考えられる．

3. 診　断

　肛門周囲の発赤・腫脹・硬結で発症し，時間の経過とともに自潰・排膿し痔瘻を形成する．しばしば下痢やおむつかぶれ様の所見を呈する．痛みのため不機嫌になり母親が気づいて受診させることが多い．診察で容易に診断が可能で，血液生化学検査や画像検査は通常必要ない．側方の発生が多く 3 時方向が 28～35%，9 時方向が 32～41.4%，両者で 69.4～87.0% を占める[1,12]．単発痔瘻が 54.6～72.8% と多いが，多発痔瘻も 20.2～33% と少なくない[1,2,12]．痔瘻の型としては皮下痔瘻 88～97% が最も多く，そのほとんどが直線型であり（図 1），複雑痔瘻はまれである[1,9,13,14]．

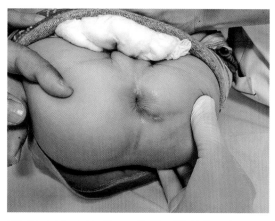

図1　4 時方向の痔瘻
側方単管状・浅在性・直線性という特徴を有する．

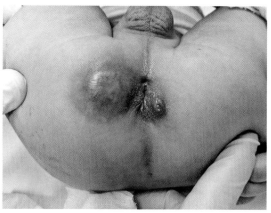

図2　4，9 時方向の多発痔瘻
9 時方向は膿瘍を形成しており切開排膿の適応となる．

4. 治 療

　痔瘻根治術は行わずに抗菌薬投与，圧迫療法（もみ出し），切開排膿で対応する（**図2**）[1,15,16]．再発を繰り返す場合は手術適応となる．近年は内服漢方薬（排膿散及湯，十全大補湯）[1,17~20]，塩基性線維芽細胞増殖因子による局所治療[21]，硝酸銀腐食療法[12]などの保存的治療の有効性も報告されている．本邦では再発を繰り返す場合に手術適応とされるが，海外では早期の手術が有効とする報告もみられる[22~24]．

5. 予 後

　前述したように1歳前後で自然治癒することが多い[2,5,10]．手術を行っても再発を繰り返す場合は，慢性肉芽腫症，白血病，再生不良性貧血，無顆粒球症，低または無γグロブリン血症，クローン病などを除外診断する必要がある[25,26]．

■文 献

1) 甲谷孝史，北村享俊，菅沼　靖．男児乳児痔瘻（肛門周囲膿瘍）383例の検討．日本小児外科学会雑誌 1993；**29**：95-102.
2) 佐々木志郎．乳児痔瘻の成因に関する研究―臨床免疫学的検討を中心として．日本小児外科学会雑誌 1988；**24**：1101-1115.
3) Ezer SS, Oguzkurt P, Ince E, et al. Perianal abscess and fistula-in-ano in children：aetiology, management and outcome. J Paediatr Child Health 2010；**46**：92-95.
4) 渡部　達，板倉陽介，松田智香．排膿散及湯が著効した肛門周囲膿瘍の新生児例．小児科臨床 2016；**69**：53-56.
5) 矢野博道．日常診療でよく遭遇する外科的疾患の治療方針―母親は何を知りたいか―乳児痔瘻．小児外科 1991；**23**：336-340.
6) Eisenhammer S. The anorectal fistulous abscess and fistula. Dis Colon Rectum 1966；**9**：91-106.
7) 高月　晋．痔瘻への新しいアプローチ―ホルモンと痔瘻．日本大腸肛門病学会雑誌 1985；**38**：401-406.
8) 小池能宣，戸谷卓二，渡辺泰宏ほか．乳幼児痔瘻の臨床的検討．小児外科 1984；**16**：1237-1240.
9) 朱　文竜，土屋周二，山本登司ほか．小児痔瘻とその治療方針．手術 1969；**23**：316-320.
10) 秋吉建二郎．乳児痔瘻について―保存療法の具体例と手術時期は？小児外科 2006；**38**：330-332.
11) 宮野　武，下村　洋．小児痔瘻とその治療．外科治療 1989；**61**：823-833.
12) 宇都宮高賢，菊田信一．硝酸銀瘻管腐食療法による乳児痔瘻の治療成績．日本大腸肛門病学会雑誌 2014；**67**：151-157.
13) Al-Salem AH, Laing W, Talwalker V. Fistula-in-ano in infancy and childhood. J Pediatr Surg 1994；**29**：436-438.
14) Fitzgerald RJ, Harding B, Ryan W. Fistula-in-ano in childhood：a congenital etiology. J Pediatr Surg 1985；**20**：80-81.
15) Afsarlar CE, Karaman A, Tanir G, et al. Perianal abscess and fistula-in-ano in children：clinical characteristic, management and outcome. Pediatr Surg Int 2011；**27**：1063-1068.
16) Christison-Lagay ER, Hall JF, Wales PW, et al. Nonoperative management of perianal abscess in infants is associated with decreased risk for fistula formation. Pediatrics 2007；**120**：548-552.
17) 増本幸二，岡　陽一郎，中村晶俊．乳児肛門周囲膿瘍に対する十全大補湯の長期使用経験．臨牀と研究 2010；**87**：1164-1167.
18) 川原央好．新生児・早期乳児の肛門周囲膿瘍に対し排膿散及湯を用いた治療研究．漢方医学 2012；**36**：288-290.

I 痔核
II 痔瘻
III 裂肛
IV 直腸脱
検索式一覧
システマティックレビュー結果

19) Hanada M, Furuya T, Sugito K, et al. Evaluation of the efficacy of incision and drainage versus hainosankyuto treatment for perianal abscess in infants : a multicenter study. Surg Today 2015 ; 45 : 1385-1389.

20) Inoue M, Sugito K, Ikeda T, et al. Long-term results of seton placement for fistula-in-ano in infants. J Gastrointest Surg 2014 ; 18 : 580-583.

21) 平山　裕, 仲谷健吾, 中原啓智. 当科における乳児肛門周囲膿瘍に対する塩基性線維芽細増殖因子（basic fibroblast growth factor : bFGF）の治療経験. 新潟市民病院医誌 2017 ; 38 : 33-37.

22) Juth Karlsson A, Salo M. Pernilla Stenstrom. Outcomes of Various Interventions for First-Time Perianal Abscesses in Children. Biomed Res Int 2016 ; 2016 : 9712854.

23) Buddicom E, Jamieson A, Beasley S, Perianal abscess in children : aiming for optimal management. ANZ J Surg 2012 ; 82 : 60-62.

24) Niyogi A, Agarwal T, Broadhurst J, et al. Management of perianal abscess and fistula-in-ano in children. Eur J Pediatr Surg 2010 ; 20 : 35-39.

25) 佐伯　勇, 三宅知世. 肛門周囲膿瘍, 乳児痔瘻—8ヵ月の男児です ときどき肛門のそばが腫れて膿が出ます. 小児外科 2017 ; 49 : 50-51.

26) 田口智章. 小児外科疾患に対する標準的治療指針—乳児痔瘻. 外科治療 2006 ; 95 : 399-402.

クローン病に合併した痔瘻

1. はじめに

　クローン病は全消化管を侵す原因不明の炎症性腸疾患であるが，肛門病変を合併することが多く，クローン病患者の QOL を左右する重要な因子のひとつとして考えられている．なかでもクローン病に伴う痔瘻は繰り返す再発や不適切な外科治療が長期的には肛門機能を損なうことになるため，通常の痔瘻とは異なる対応を必要とする．

2. 疫　学

　難治性炎症性腸管障害に関する調査研究班の外科系 12 施設のアンケート調査[1] によると，多くの施設ではほぼルーチンに肛門部の検査が行われ，頻度は 72.9%（291/399 例）であった．病変の内訳は潰瘍性病変 11.8%，痔瘻・肛門周囲膿瘍 54.4%，皮垂 17.8%，狭窄 14.5%で，痔瘻・肛門周囲膿瘍に限ると 217 例中 160 例（73.3%）が複雑多発例であったと報告されている．

　一方，肛門病変が先行する例は 30〜40%との報告[2〜5] があり，若年で難治の肛門病変を診察した際にはクローン病を疑い，消化管を経時的に観察する必要がある．

3. 病　因

　通常の痔瘻は肛門陰窩を介した肛門腺の感染（cryptoglandular infection）が原因とされているが，クローン病ではこの病態に加えて，直腸や肛門管上皮の裂創や潰瘍から生じる続発性の痔瘻が認められる．Sandborn ら[6] はこのような痔瘻を穿通状態と表現しており，Thompson-Fawcett ら[7] は直腸や肛門上皮からの深い潰瘍が括約筋を貫通して，肛門挙筋上や括約筋外に膿瘍が形成されることを報告している（**図1**）．

4. 臨床症状

　クローン病の腹部症状としては，腹痛，下痢，体重減少，発熱などが一般的で，重症化すると

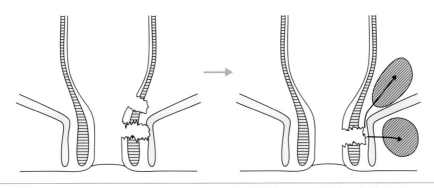

図1　deep cavitating ulcer から肛門括約筋外・肛門挙筋上に広がる膿瘍

（文献 7 より改変）

Ⅰ 痔核
Ⅱ 痔瘻
Ⅲ 裂肛
Ⅳ 直腸脱
検索式一覧
システマティックレビュー結果

腸閉塞，腸瘻孔（内瘻，外瘻），腸穿孔，大出血などを合併する．肛門部の症状としては，膿瘍形成期には腫脹，発熱，疼痛などがみられ，切開や自潰により痔瘻になると二次口からの持続的な排膿，痛み，また肛門狭窄の症状などを訴える．

5. 診　断

クローン病に合併する肛門病変と通常の痔瘻との違いを**表1**[8]に示す．クローン病の痔瘻は若年者に多いことが最も重要な特徴である．クローン病に合併する痔瘻は cryptoglandular infection で発生することもあるが，多くは裂肛や直腸肛門部の潰瘍に感染を併発し，瘻管の走行は複雑で二次口が多発するのが特徴である．この他に前壁に好発し肛門から離れて二次口が存在することも多く，炎症が長期化すると直腸肛門部の狭窄や閉塞をきたすこともある．

クローン病の診断基準（**表2**）[9]には，特徴的な肛門病変として「裂肛，cavitating ulcer，痔瘻，肛門周囲膿瘍，浮腫状皮垂など」と記されている[10]．また，特徴的な肛門病変を呈さない例でも，創治癒遷延など，術後経過が不良な場合はクローン病を疑って注意深く観察する．

クローン病の肛門病変の診断に際して，肛門狭窄や深い潰瘍で痛みが強い場合には麻酔下での

表1　通常の痔瘻とクローン病の痔瘻の相違

	通常の痔瘻	クローン病の痔瘻
原因	肛門腺感染	直腸肛門潰瘍
原発口	肛門陰窩	直腸肛門潰瘍や巨大なものあり
好発部位	正中後方（6時）	不定
多発性	単発が多い	多発傾向あり
瘻管	細い	太い，壁薄弱，走行複雑
型	低位筋間痔瘻が 2/3	複雑低位筋間痔瘻や坐骨直腸窩痔瘻が多い

（文献8より改変）

表2　クローン病診断基準

1) 主要所見
　　A. 縦走潰瘍
　　B. 敷石像
　　C. 非乾酪性類上皮細胞肉芽腫
2) 副所見
　　a. 消化管の広範囲に認める不整形～類円形潰瘍またはアフタ
　　b. 特徴的な肛門病変
　　c. 特徴的な胃・十二指腸病変
確診例：
　　[1] 主要所見のAまたはBを有するもの
　　[2] 主要所見のCと副所見のaまたはbを有するもの
　　[3] 副所見 a，b，c すべて有するもの
特徴的な肛門病変とは
　　裂肛，cavitating ulcer，痔瘻，肛門周囲膿瘍，浮腫状皮垂など

（文献9より改変）

― 44 ―

診察を行う[9]. 瘻管の深さや走行を指診で判断し，必要があればゾンデや色素なども活用して瘻管の走行を検索する.

画像検査としては，MRI，CT，経肛門超音波検査が有用である[9]. なかでも軟部組織の描出に優れ多方向の断層撮影が可能なMRIが強く推奨されている[11]. また，直腸病変の活動性は治療方針にもかかわるため大腸内視鏡検査は必須である[9].

6. 治　療

軽症の痔瘻病変に対しては切開排膿とともに症状に応じてメトロニダゾールやニューキノロン系，セフェム系抗菌薬を投与する[9]. クローン病に対する薬物治療として使用される免疫調製剤や生物学的製剤は痔瘻病変にも有効性が認められる. 免疫調節剤や生物学的製剤を導入する場合には，ドレナージによって局所の感染巣を制御したのちに開始する.

クローン病に合併する痔瘻に対する外科治療は，通常の痔瘻根治術では肛門括約筋損傷のリスクを伴うため，シートン法により症状軽減とQOLの改善を目的とすることが多い. 肛門病変の処置や手術時は，非乾酪性類上皮肉芽腫の検出およびサーベイランスを目的に必ず組織検査を行う. また，長期経過例では直腸肛門部癌の早期診断を目指した定期的なサーベイランスを腰椎麻酔下検査や下部消化管内視鏡検査で行うことが望まれる[9]. 日常生活を制限する直腸肛門部の症

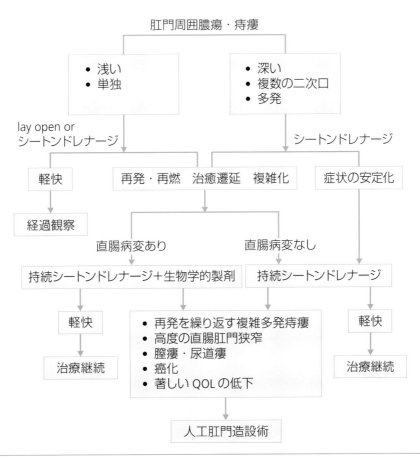

図2　クローン病合併痔瘻・肛門周囲膿瘍治療のフローチャート

状を諸治療によっても制御できない場合には人工肛門造設術を考慮する.

　以上を考慮して現時点でガイドライン委員会が提唱するフローチャートを**図2**に示す.

■文　献

1) 二見喜太郎. Crohn 病肛門病変に対する治療指針の作成―アンケート調査報告. 厚生労働科学研究費補助金難治性疾患克服研究事業「難治性炎症性腸管障害に関する調査研究」平成 20 年度報告書, 2009：p.35-36.
2) Lewis RT, Maron DA. Anorectal Crohn`s disease. Surg Clin North Am 2010：**90**：83-97.
3) 藤井久男, 小山文一, 植田　剛ほか. 難治性肛門部病変の特徴と治療戦略. 胃と腸 2012；**47**：1514-1524.
4) 二見喜太郎, 東　大二郎, 酒井憲見ほか. Crohn 病における肛門病変の治療. 外科 2009；**71**：1559-1564.
5) 小川　仁, 舟山裕士, 福島浩平ほか. Crohn 病に合併した難治性痔瘻に対する seton 法の長期成績. 日本大腸肛門病学会雑誌 2008；**61**：101-106.
6) Sandborn WJ, Fazio VW, Feagan BG et al. AGA technical review on perianal Crohn's disease. Gastroenterology 2003；**125**：1508-1530.
7) Thompson-Fawcett MW Mortensen NJM. Crohn's disease. Colorectal Surgery：A Comparison to Specialist Surgical Practice, 5th Ed, Robin KS（ed）, Elsevier, Amsterdam, 1997：p.189-215.
8) 吉川周作, 内田秀樹, 中尾　武. 炎症性腸疾患に合併した痔瘻に対する手術. 手術 2018；**72**：1391-1399.
9) 潰瘍性大腸炎・クローン病診断基準・治療指針, 厚生労働科学研究費補助金難治性疾患克服研究事業「難治性炎症性腸管障害に関する調査研究」平成 29 年度報告書別冊, 2018：p.24-27.
10) 渡辺　守, 二見喜太郎. クローン病肛門部病変のすべて, 厚生労働科学研究費補助金難治性疾患克服研究事業「難治性炎症性腸管障害に関する調査研究」平成 23 年度分担研究報告書別冊, 2011：p.1-37.
11) Gecse KB, Bemelman W, Kamm MA, et al. A global consensus on the classification, diagnosis and multidisciplinary treatment of perianal fistulising Crohn's disease. Gut 2014：**63**：1381-1392.

I 痔核

II 痔瘻

III 裂肛

IV 直腸脱

検索式一覧

システマティックレビュー結果

CQ1. 低位筋間痔瘻の根治術として どの術式が有用か

推　奨	推奨度	合意率	エビデンスの強さ
根治性の高い開放術式を選択するのが基本であるが，必要に応じて機能温存に配慮した各種括約筋温存術やシートン法を選択する．	1	71.4%	C

■ 解　説

1. 治癒率・再発率

1) 海外における報告

低位の痔瘻に対する瘻管開放術の治癒率は 81〜94% である[1,2]．fibrin glue は治癒率 14〜74%[3]，fistula plug は治癒率 15.8〜72.2%[3〜7] と報告されており，いずれも成績が優れているとはいえない．ligation of intersphincteric fistula tract（LIFT）は，最初の報告では治癒率94.4% であったが，その後の報告例では 39.8〜92%，再発率 18〜28% であった[3]．advancement flap は，再発率 5.9% という報告[8] の一方で，治癒率 60%（33〜77%）という報告[2] もある．シートン法は，7.4% で追加処置が必要であったが，98% の治癒率が報告されている[9]．

2) 本邦における報告

本邦における開放術式の再発率は 0.5〜2.0% と報告され[10,11]，その原因として原発口の誤認や不十分な処理，原発膿瘍部遺残などが指摘されている[2]．

括約筋温存術の再発率は 2〜8% 程度である[13]．再発の原因は原発口縫合部の縫合不全による原発口の再開通，くり抜き中の誤操作による原発口の処理不足，くり抜いた部位の再開通などである[10]．

シートン法は一般に治癒までに長期の日数を要するが再発率は低く，前側方の低位筋間痔瘻に対してシートン法を行った 134 例中，再発は 1 例（0.7%）であった[14]．

2. 術後の肛門機能

1) 海外における報告

低位の痔瘻に対する fistulotomy では臨床的には明らかな便失禁は認めないという報告や[15]，他の術式に比較して便失禁スコアの変化は少ないという報告がある[2]．一方で，soiling（下着の汚れ）まで含めると最大 41% も便失禁が起こるとの報告や[1]，完全に禁制を保てるのはわずか26.3% という報告もある[1]．fibrin glue，fistula plug，LIFT では便失禁を示した患者は認めなかった[7,16,17]．また，シートン法における便失禁の発症率は 6.6% であった[9]．

2) 本邦における報告

開放術式を行った 148 例のうち 118 例（79.7%）に禁制に問題は認めなかったが，残りの 30例（20.3%）に何らかの禁制の変化を認めた[18]．括約筋温存術式では，術後 1 ヵ月には軽度の便

失禁がみられたが，半年後には消失した[19]．シートン法は，肛門管静止圧は術前と比べてゴム脱落後に有意に低下し，術後6ヵ月では回復傾向を示すが術前値より低値であった[14]．

[重大な結果全般に関する全体的なエビデンスの質]
　本邦の手術術式と海外の手術術式は多くの面で異なっているが，再発率，術後の肛門機能ともに，本邦の成績が海外のものに比較して優れている．本邦におけるエビデンスは少ないが，本CQに対する推奨は本邦で主に行われている手術術式を採用することにした．したがってエビデンスの質は高いとはいえない．

[推奨度の判定（推奨度を強くする要因）]
●結果全般に関する全体的なエビデンスの質が高い　　　　　　　　　　No
　RCTはなく，エビデンスの質が高いとはいえない．

●利益と害・負担のバランスが確実（コストは含まず）　　　　　　　　Yes
　括約筋機能を保持させつつ痔瘻を根治できる可能性が高いので，患者が受けるメリットは高い．

●患者の価値観や好みの確実さ，あるいは一致　　　　　　　　　　　Yes
　括約筋機能を保持させつつ痔瘻を根治できる可能性が高いので，患者の満足度は高い．

●正味の利益がコストや資源に見合ったものかどうか確実　　　　　　Yes
　特別な器械や器材を必要とせず，利益が勝る．

　推奨度決定会議において第1回投票で「行うことを強く推奨する」が71.4%（14名中10名），「行うことを提案する（弱く推奨する）」が28.6%（14名中4名）となり，推奨度1と決定した．

■文　献

1) Gottgens KW, Janssen PT, Heemskerk J, et al. Long-term outcome of low perianal fistulas treated by fistulotomy：a multicenter study. Int J Colorectal Dis 2015；30：213-219.
2) Hall JF, Bordeianou L, Hyman N, et al. Outcomes after operations for anal fistula：results of a prospective, multicenter, regional study. Dis Colon Rectum 2014；57：1304-1308.
3) Han JG, Wang ZJ, Zheng Y, et al. Ligation of intersphincteric fistula tract vs ligation of the intersphincteric fistula tract plus a bioprosthetic anal fistula plug procedure in patients with transsphincteric anal fistula：early results of a multicenter prospective randomized trial. Ann Surg 2016；264：917-922.
4) Narang SK, Jones C, Alam NN, et al. Delayed absorbable synthetic plug（GORE（R）BIO-A（R））for the treatment of fistula-in-ano：a systematic review. Colorectal Dis 2015；18：37-44.
5) Tan KK, Kaur G, Byrne CM, et al. Long-term outcome of the anal fistula plug for anal fistula of cryptoglandular origin. Colorectal Dis 2013；15：1510-1514.

6) Blom J, Husberg-Sellberg B, Lindelius A, et al. Results of collagen plug occlusion of anal fistula：a multicentre study of 126 patients. Colorectal Dis 2014；**16**：626-630.

7) Heydari A, Attina GM, Merolla E, et al. Bioabsorbable synthetic plug in the treatment of anal fistulas. Dis Colon Rectum 2013；**56**：774-779.

8) Balciscueta Z, Uribe N, Minguez M, et al. The changes in resting anal pressure after performing full-thickness rectal advancement flaps. Am J Surg 2017；**214**：428-431.

9) Rosen DR, Kaiser AM. Definitive seton management for transsphincteric fistula-in-ano：harm or charm?. Colorectal Dis 2015；**18**：488-495.

10) 辻　順行，山田一隆，高野正博ほか．痔瘻術式別再発機序について．日本大腸肛門病学会雑誌 2009；**62**：850-856.

11) 浅野道雄，松田保秀．痔瘻再発のリスクファクターと再発後の治療．日本大腸肛門病学会雑誌 2009；**62**：872-878.

12) 八子直樹．後方痔瘻の治療―筋間痔瘻に対する術式の検討．日本大腸肛門病学会雑誌 2013；**66**：1026-1034.

13) 岩垂純一．本邦における痔瘻治療の変遷と，その考え方．日本大腸肛門病学会雑誌 2013；**66**：1011-1025.

14) 豊田　剛，渡辺英生，松本欣也ほか．Ⅱ型（前方・側方低位筋間）痔瘻に対する seton 法の術後肛門機能に関する評価．日本大腸肛門病学会雑誌 2009；**62**：14-20.

15) Abramowitz L, Soudan D, Souffran M, et al. The outcome of fistulotomy for anal fistula at 1 year：a prospective multicentre French study. Colorectal Dis 2015；**18**：279-285.

16) Alasari S, Kim NK. Overview of anal fistula and systematic review of ligation of the intersphincteric fistula tract（LIFT）. Tech Coloproctol 2014；**18**：13-22.

17) Sentovich SM. Fibrin glue for anal fistulas：long-term results. Dis Colon Rectum 2003；**46**：498-502.

18) Toyonaga T, Matsushima M, Kiriu T, et al. Factors affecting continence after fistulotomy for intersphincteric fistula-in ano. Int J Colorectal Dis 2007；**22**：1071-1075.

19) 鉢呂芳一，安部達也，國本正雄ほか．低位筋間痔瘻に対する開放式瘻管切除・筋固定術．日本大腸肛門病学会雑誌 2011；**64**：487-491.

Ⅰ 痔核

Ⅱ 痔瘻

Ⅲ 裂肛

Ⅳ 直腸脱

検索式一覧

システマティックレビュー結果

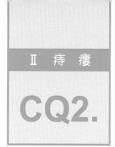

CQ2. 深部痔瘻の根治術として どの術式が有用か

推　奨	推奨度	合意率	エビデンスの強さ
高位筋間痔瘻には，高位の瘻管を直腸内に開放する術式や内外肛門括約筋間で可及的に切除する術式が有用である． 坐骨直腸窩痔瘻には，原発巣を開放する術式や括約筋温存術式が有用である．	1	71.4%	C

■ 解　説

1. 海外における報告

　high transsphincteric fistula や suprasphincteric fistula, extrasphincteric fistula に対して海外では fistulotomy, advancement flap, ligation of intersphincteric fistula tract（LIFT）, シートン法, fistula plug, fibrin glue などの報告が多い．欧米での複雑痔瘻の RCT は少なく，多くは advancement flap と対比したものであるが，どの方法が優れているかは示されなかった[1]．high transsphincteric fistula に対する advancement flap の再発率は 4.0〜48.8%[1]，LIFT は治癒率 60〜79%[2,3]，horse shoe fistula においては治癒率 40〜66% との報告がある[2,3]．近年，LIFT を採用する施設が増え，今後 advancement flap の成績を凌ぐ可能性はあるが，今のところ高いエビデンスの報告はない[1]．

2. 本邦における治療

　本邦において高位筋間痔瘻，坐骨直腸窩痔瘻，骨盤直腸窩痔瘻などの深部痔瘻に対して行われた RCT の報告はない．

1）高位筋間痔瘻

　高位の瘻管を直腸内に開放する方法と，歯状線より口側の瘻管を可及的に切除，搔爬し，ドレナージ創を作製する方法があるが，再発率は 4.9〜5.8% であった[4]．高位筋間に存在する瘻管が粘膜下のように直腸側から浅く触診できる場合は直腸内に開放しても括約筋機能に問題は起こらないが，深めに触知する場合には内肛門括約筋の損傷を避けるために，歯状線より口側の瘻管は可及的切除にとどめるのが一般的である．

2）坐骨直腸窩痔瘻

　Hanley 法や括約筋温存術が行われる[5,6]．再発率は Hanley 法では 2.5%，括約筋温存術では 1.5〜10.9% などの報告がある[5,7]．しかし近年報告された，後方深部隙を原発巣とする概念に基づき，最初に原発巣に直視下に到達して一次瘻管，原発口を処理する方法[8]では，再発率は 205 例中 3 例（1.5%）であった．また，MRI を術前診断に用いてシートン法を利用した MRI ナビゲーション手術では[9]，69 例中 65 例（94.2%）が治癒した[10]．

3) 骨盤直腸窩痔瘻

後方を Hanley 法のように開放して肛門挙筋にいたり，場合により尾骨を切除して，骨盤直腸窩病変を処理するのが一般的である[10]．

[重大な結果全般に関する全体的なエビデンスの質]

海外においては，深部痔瘻の術式選択における RCT は少数ながらあるものの，いかなる術式が推奨されるかの結論が出ていない．一方，本邦において RCT はほとんどない．本邦と海外の手術術式は多くの面で異なっているが，総じて本邦の手術成績のほうが優れている．したがって本 CQ に対する推奨は，エビデンスの質は高いとはいえないが，本邦で主に行われている手術術式を採用することにした．

[推奨度の判定（推奨度を強くする要因）]

●結果全般に関する全体的なエビデンスの質が高い　　　　　　　　　No

RCT はなく，エビデンスの質が高いとはいえない．

●利益と害・負担のバランスが確実（コストは含まず）　　　　　　　Yes

括約筋機能を保持させつつ痔瘻を根治できる可能性が高いので，患者が受けるメリットは高い．

●患者の価値観や好みの確実さ，あるいは一致　　　　　　　　　　Yes

括約筋機能を保持させつつ痔瘻を根治できる可能性が高いので，患者の満足度は高い．

●正味の利益がコストや資源に見合ったものかどうか確実　　　　　　Yes

特別な器械や器材を必要とせず，利益が勝る．

推奨度決定会議において第 1 回投票で「行うことを強く推奨する」が 71.4%（14 名中 10名），「行うことを提案する（弱く推奨する）」が 28.6%（14 名中 4 名）となり，推奨度 1 と決定した．

■文　献

1）Göttgens KW, Smeets RR, Stassen LP, et al. Systematic review and meta-analysis of surgical interventions for high cryptoglandular perianal fistula. Int J Colorectal Dis 2015；**30**：583-593.

2）Malakorn S, Sammour T, Khomvilai S, et al. Ligation of intersphincteric fistula tract for fistula in ano：lessons learned from a decade of experience. Dis Colon Rectum 2017；**60**：1065-1070.

3）Hall JF, Bordeianou L, Hyman N, et al. Outcomes after operations for anal fistula：results of a prospective, multicenter, regional study. Dis Colon Rectum 2014；**57**：1304-1308.

4）八子直樹．後方痔瘻の治療：筋間痔瘻に対する術式の検討．日本大腸肛門病学会雑誌 2013；**66**：1026-1034.

5）岩垂純一．本邦における痔瘻治療の変遷と，その考え方．日本大腸肛門病学会雑誌 2013；**66**：1011-1025.

I 痔核

II 痔瘻

III 裂肛

IV 直腸脱

検索式一覧

システマティックレビュー結果

6) 岩垂純一. 低位筋間痔瘻と坐骨直腸窩痔瘻に対する括約筋温存術式. 日本大腸肛門病学会雑誌 1996；**49**：1191-1201.

7) 辻　順行, 山田一隆, 高野正博ほか. 痔瘻術式別再発機序について. 日本大腸肛門病学会雑誌 2009；**62**：850-856.

8) 栗原浩幸, 金井忠男, 石川　徹ほか. 解剖・病態に則した後方複雑痔瘻のスタンダード手術. 日本大腸肛門病学会雑誌 2009；**62**：879-885.

9) 加川隆三郎, 野村英明, 武田亮二ほか. MRI で解析した坐骨・骨盤直腸窩痔瘻痔瘻の進展のルール. 日本大腸肛門病学会雑誌 2008；**61**：151-160.

10) 岩垂純一. 骨盤直腸窩痔瘻の手術例の検討. 日本大腸肛門病学会雑誌 2002；**55**：818-823.

CQ3. 乳児痔瘻の治療方針は

推　奨	推奨度	合意率	エビデンスの強さ
膿瘍を形成している場合は切開排膿を行う．痔瘻で症状があるものに対しては抗菌薬投与，スキンケア，圧迫療法（もみ出し）などの保存的治療を基本とする．	1	71.4%	C

■ 解　説

　乳児肛門周囲膿瘍の痔瘻移行率は 20〜77％といわれ[1,2]，1 歳前後で自然治癒することが多いため保存的治療を基本とする[3〜6]．膿瘍形成時は患児の苦痛を取り除くために切開排膿を行うが，痔瘻化のリスクが上昇するとの報告もある[2]．全身麻酔のリスク，術後創管理の困難性，肛門機能予後が不明な点などから乳児期の根治術は行うべきではない[7〜11]．手術時期についての一定の見解はないが，再発を繰り返す場合は 1〜2 歳以降，できれば学童期まで成長を待ち瘻管開放術による根治術を検討する[11〜15]．抗菌薬の投与は下痢による汚染，耐性菌，腸内細菌叢破壊によるアレルギー発症などの問題から避けるべきとの意見があるが[7,16]，切開排膿後の抗菌薬投与で痔瘻形成率が有意に低下するとの報告もある[3]．本邦においては近年，漢方薬内服療法（排膿散及湯，十全大補湯）が多く報告され[17〜20]，また塩基性線維芽細胞増殖因子による局所治療[21]，硝酸銀腐食療法[22] の報告もあるが，これらの有効性や長期成績は明らかでない．

[重大な結果全般に関する全体的なエビデンスの質]
　エビデンスの高い報告はない．

[推奨度の判定（推奨度を強くする要因）]
●結果全般に関する全体的なエビデンスの質が高い　　　　　　　　No
　RCT がなく後方視的な論文のみである．抗菌薬投与の有効性，痔瘻根治術の有効性など重要な結果に関して一貫性がなくエビデンスは低い．

●利益と害・負担のバランスが確実（コストは含まず）　　　　　　Yes
　手技の習熟度に依存しない簡便な処置であり，麻酔も必要としないため安全性が高く，利益が害・負担を上回る．

●患者の価値観や好みの確実さ，あるいは一致　　　　　　　　　　Yes
　患児の身体的負担，児を見守る親の精神的負担が少ない．処置後のケアも容易で患者らの価値観や好みと一致する．

●正味の利益がコストや資源に見合ったものかどうか確実　　　　　　Yes

スキンケアや圧迫療法は親が自宅で用手的に行える処置であり，切開の際もメスなどの安価な材料を使用するためコストや資源に見合うものである.

推奨度決定会議において第1回投票で「行うことを強く推奨する」が71.4%（14名中10名），「行うことを提案する（弱く推奨する）」が28.6%（14名中4名）となり，推奨度1と決定した.

■文　献

1) 甲谷孝史, 北村享俊, 菅沼　靖. 男児乳児痔瘻（肛門周囲膿瘍）383例の検討. 日本小児外科学会雑誌 1993；**29**：95-102.
2) Christison-Lagay ER, Hall JF, Wales PW, et al. Nonoperative management of perianal abscess in infants is associated with decreased risk for fistula formation. Pediatrics 2007；**120**：548-552.
3) Afsarlar CE, Karaman A, Tanir G, et al. Perianal abscess and fistula-in-ano in children：clinical characteristic, management and outcome. Pediatr Surg Int 2011；**27**：1063-1068.
4) Ezer SS, Oguzkurt P, Ince E. Perianal abscess and fistula-in-ano in children：aetiology, management and outcome. J Paediatr Child Health 2010；**46**：92-95.
5) Al-Salem AH, Laing W, Talwalker V. Fistula in ano in Infancy and Childhood. J Pediatr Surg 1994；**29**：436-438.
6) 佐々木志郎. 乳児痔瘻の成因に関する研究―臨床免疫学的検討を中心として. 日本小児外科学会雑誌 1988；**24**：1101-1115.
7) 秋吉建二郎. 乳児痔瘻について―保存療法の具体例と手術時期は？小児外科 2006；**38**：330-332.
8) 安井良僚, 河野美幸, 西田翔一. 小児痔瘻の治療法. 小児外科 2014；**46**：830-832.
9) 尾山貴徳, 野田卓男, 山田弘人ほか. 小児外科ワンポイントアドバイス（第9回）肛門周囲膿瘍・痔瘻. 香川県小児科医会会誌 2011；**32**：52-55.
10) 野口啓幸, 町頭成郎. おしりにおできができているのですが（6ヵ月）肛門周囲膿瘍, 痔瘻. 小児外科 2007；**39**：458-460.
11) 小池能宣, 戸谷卓二, 渡辺泰宏ほか. 乳幼児痔瘻の臨床的検討. 小児外科 1984；**16**：1237-1240.
12) Karlsson JA, Stenstrom SM. Outcomes of various interventions for first-time perianal abscesses in children. Biomed Res Int 2016；**2016**：9712854.
13) Buddicom E, Jamieson A, Beasley S. Perianal abscess in children：aiming for optimal management. ANZ J Surg 2012；**82**：60-62.
14) Niyogi A, Agarwal T, Broadhurst J, et al. Management of perianal abscess and fistula-in-ano in children. Eur J Pediatr Surg 2010；**20**：35-39.
15) Shafer AD, McGlone TP, Flanagan RA. Abnormal crypts of Morgagni；The cause of perianal abscess and fistula-in-ano. J Pediatr Surg 1987；**22**：203-204.
16) 佐々木　潔. 乳児痔瘻6ヵ月の男児です. 乳児痔瘻の診断で通院治療をしているのですが, なかなか治りません. どうしたらよいですか. 小児外科 2009；**41**：873-874.
17) 大谷俊樹. 小児外科疾患（便秘・肛門周囲膿瘍）に対する漢方治療. 日本小児東洋医学会誌 2013；**26**：43-46.
18) Kawahara H. Management of perianal abscess with hainosankyuto in neonates and young infants. Pediatrics International 2011；**53**：892-896.
19) 増本幸二, 岡　陽一郎, 中村晶俊. 乳児肛門周囲膿瘍に対する十全大補湯の長期使用経験. 臨牀と

研究 2010；**87**：1164-1167.

20）Hanada M, Furuya T, Sugito K, et al. Evaluation of the efficacy of incision and drainage versus hainosankyuto treatment for perianal abscess in infants：a multicenter study. Surg Today 2015；**45**：1385-1389.

21）平山　裕，仲谷健吾，中原啓智．当科における乳児肛門周囲膿瘍に対する塩基性線維芽細増殖因子（basic fibroblast growth factor：bFGF）の治療経験．新潟市民病院医誌 2017；**38**：33-37.

22）宇都宮高賢，菊田信一．硝酸銀瘻管腐食療法による乳児痔瘻の治療成績．日本大腸肛門病学会雑誌 2014；**67**：151-157.

Ⅰ 痔核

Ⅱ 痔瘻

Ⅲ 裂肛

Ⅳ 直腸脱

検索式一覧

システマティックレビュー結果

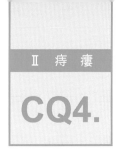

CQ4. クローン病に伴う痔瘻に外科的治療は有用か

推 奨	推奨度	合意率	エビデンスの強さ
疼痛や排膿などの症状を緩和するためには，シートン法を中心としたドレナージ手術が有用であり，難治性痔瘻や直腸狭窄で QOL が著しく低下している場合は人工肛門造設術を推奨する．	1	100%	B

■ 解 説

1. 痔瘻根治術

Hughes 分類[1] の incidental lesion（通常型病変）に関しては，括約筋の一部を切開開放する手術が勧められてきたが，クローン病の痔瘻では手術創は治癒遷延し再発率も高く[2~5]，現在は根治手術を避ける傾向にある[4]．欧州のガイドラインでも，瘻孔の開放術や切除術は便失禁のリスクのために極めて選択的に行われるべきとされている．また，膿瘍期には切開排膿を行うにとどめることが推奨される．しかし，肛門病変で発症するクローン病が 30〜40% に認められ，これらの患者に根治手術が行われると長期経過は不良なことが多いことから，若年者の痔瘻にはクローン病を念頭に置き，肛門括約筋機能の損傷を最小限にとどめる配慮が必要である．

2. ドレナージ術

Hughes 分類の secondary lesion（続発性難治性病変）や，膿瘍が広範囲に多数あり一定の深さを有する肛門病変の場合，急性期の切開排膿だけでなく持続的なドレナージが有効である．ドレナージは，肛門括約筋の損傷を最小にとどめ，長期に留置しても違和感が強くないように配慮したドレナージシートンを行う[6]．

3. サーベイランス

痔瘻の病態が長期化する例では癌化の危険性を常に念頭に置く．クローン病全体の痔瘻癌発生率は 1,153 例中 10 例（0.9%）[7] と高くはないが，クローン病に合併した小腸・大腸癌 110 例中 16 例（約 15%）が痔瘻癌であったとの報告[8] があり，麻酔下での検査を含めた定期的な癌のサーベイランスのあり方が検討されている[9]．

4. 人工肛門造設術

高度な直腸肛門狭窄，便失禁，持続する疼痛や排膿を制御できない複雑痔瘻，腟瘻，尿道瘻など，QOL の著しい低下をきたす重症の肛門部病変に対しては人工肛門造設術が適応される[6]．一時的人工肛門造設によって 75% の症例では症状の改善がみられるが，人工肛門の閉鎖後に再度悪化することが多い．クローン病の難治性肛門病変のほとんどの症例が永久人工肛門となり，

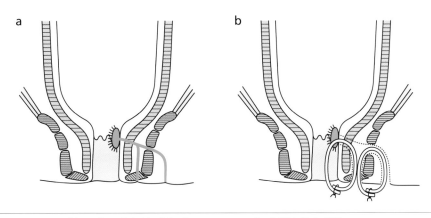

図1 シートン法（drainage seton）の基本的な手技

a：肛門管内に一次口を持つ低位筋間，坐骨直腸窩痔瘻
b：瘻管，膿瘍腔を掻爬後に一次口と二次口間，および二次口と二次口間にシートンをゆるく挿入する.
注）一次口が明らかでない痔瘻症例では二次口間のみにシートンを挿入する.

（文献6より改変）

最終的に直腸切断術を要する症例は累積で68%との報告もある[10,11].

*シートン法（**図1**）[6,12]：シートン法には tight seton（cutting seton）と loose seton（drainage seton）があるが，tight seton では最終的に括約筋を一部切開することになり括約筋機能を損ねるリスクがあり，さらに複数箇所に及ぶことで便失禁の原因となりうるため，ここでいうドレナージとは基本的には loose seton を指し，**図1**のように行うことが推奨されている.また，近年では，原発口にドレーンを通さずに二次口と二次口の間のドレーン留置にとどめる報告もみられる[12].

[重大な結果全般に関する全体的なエビデンスの質]
　エビデンスレベルの高い報告はない.

[推奨度の判定（推奨度を強くする要因)]
●結果全般に関する全体的なエビデンスの質が高い　　　　　　　　　No
　欧米のガイドラインや国内の治療指針でも方針は一致するが，大規模な RCT やコホート
　研究はみられない.

●利益と害・負担のバランスが確実（コストは含まず）　　　　　　　Yes
　いずれの治療方針も症状の緩和をはじめとした患者 QOL の改善のみを目指している点で
　有益である.

●患者の価値観や好みの確実さ，あるいは一致　　　　　　　　　　No
　切開排膿やドレナージ術はほぼ一致するが，人工肛門造設術に関して患者の好みは必ずし
　も一致していない.

Ⅰ 痔核
Ⅱ 痔瘻
Ⅲ 裂肛
Ⅳ 直腸脱
検索式一覧
システマティックレビュー結果

●正味の利益がコストや資源に見合ったものかどうか確実　　　　　　　　Yes

すべて保険収載された治療で短期効果は確実であるが，しばしば再燃，再発する.

推奨度決定会議において第1回投票で「行うことを強く推奨する」が100％（14名中14名）となり，推奨度1と決定した.

■文　献

1) Hughes LE, Taylor BA. Perianal disease in Crohn's disease. Inflammatory Bowel Disease, 2nd Ed, Allan RN（ed）, Churchill Livingstone, New York, 1990：p.351-361.

2) 東　大二郎，二見喜太郎，石橋由紀子ほか. Crohn 病に伴う痔瘻の治療. 消化器外科 2011；34：343-351.

3) 岡本欣也，岩垂純一. Crohn 病の肛門病変と QOL. 消化器内視鏡 2001；13：187-191.

4) 二見喜太郎，河原一雅，東　大二郎ほか. Crohn 病の肛門病変に対する手術. 消化器外科 2008；31：1539-1547.

5) 内野　基，池内浩基，田中慶太ほか. クローン病に合併する難治性痔瘻，膿瘍に対する 108 手術例の検討. 日本大腸肛門病学会雑誌 2008；61：498-503.

6) 潰瘍性大腸炎・クローン病診断基準・治療指針，厚生労働科学研究費補助金難治性疾患克服研究事業「難治性炎症性腸管障害に関する調査研究」平成 29 年度報告書別冊，2018：p.24-27.

7) 杉田　昭，小金井一隆，辰巳健志ほか. Crohn 病に合併した消化管悪性腫瘍. 胃と腸 2012；47：1537-1544.

8) 篠崎　大. クローン病と下部消化管癌—本邦の現況. 日本大腸肛門病学会雑誌 2008；61：353-363.

9) 杉田　昭. 潰瘍性大腸炎，Crohn 病に合併した小腸，大腸癌の特徴と予後—第 9 報— Crohn 病に合併した直腸肛門部癌の surveillance program 確立の検討. 厚生労働科学研究費補助金難治性疾患克服研究事業　難治性炎症性腸管障害に関する調査研究　平成 25 年度総括・分担研究報告書，2014：p.76-80.

10) 小金井一隆，木村英明，荒井勝彦ほか. Crohn 病の難治性直腸肛門部病変に対する人工肛門造設術の効果と問題点. 日本消化器外科学会雑誌 2005；38：1543-1548.

11) Yamamoto T, Allan RN, Keighley MRB. Effect of fecal diversion alone on perianal Crohn's disease. World J Surg 2000；24：1258-1263.

12) 稲次直樹，吉川周作，増田　勉ほか. 肛門周囲膿瘍・痔瘻の治療（Crohn 病に合併したもの）. 消化器外科 2016；39：1661-1673.

CQ5. クローン病に伴う痔瘻に薬物療法は有用か

推　奨	推奨度	合意率	エビデンスの強さ
単独では有用でないが，ドレナージ術などの外科治療後に行うと症状の軽減や再燃の予防に有用である．	1 あるいは 2	57.1%	B

■ 解　説

1. 薬物療法の有効性

　抗菌薬は疼痛や排膿などの瘻孔症状の軽減効果があり，なかでもメトロニダゾールは小規模の前向き試験で有効性が確認されている[1,2]．

　免疫調製剤であるチオプリン製剤はその改善率においてプラセボ群が6～21%であるのに対し，使用群は31～56%と有意差をもって瘻孔の閉鎖に有効であった[1]．メトトレキサートは有効性が証明されていない[1]．シクロスポリンは速効性を認めた報告はあるが，長期投与ができない問題点がある[1~3]．タクロリムスは有効性の報告はあるものの血中濃度の維持管理の煩雑さから一般的ではなく，また瘻孔の完全閉鎖の報告例はない[1~3]．

　抗TNF-α製剤などの生物学的製剤の投与は手術単独に比して短期的には良好な成績が得られ，推奨度の高い治療法である[1~3]．治療費用が高額になるため，選択の基準は国や施設によって異なる[4]が，肛門部手術後の再発予防や人工肛門造設率を低下させるために，発症早期からの投与を推奨する意見もある[4,5]．

　抗菌薬＋チオプリン製剤のコンビネーション治療は有効性が高く，欧米では第一選択とされている[3]．また，抗TNF-α製剤の単独投与よりもチオプリン製剤を加えたコンビネーション治療を行うことでより高い反応性と瘻孔の閉鎖率が得られ推奨されている[1,3,7]．しかしこれらの内科的治療はいずれも短期間の検討の報告であり，長期的な有用性は示されていない．クローン病に用いられる薬物療法のうち5-ASA製剤，ステロイド製剤は痔瘻に対する効果はない[1,2]．

2. 薬物療法の副作用[6]

　チオプリン製剤（アザチオプリンや6-MP）の副作用としては白血球減少，胃腸症状，膵炎，肝機能障害，脱毛などがある．これらの副作用は投与開始早期に起こることがあるため，投与開始後は1～2週間隔で血液検査を行うことが勧められる．また，最近NUDT15を測定することで副作用の出現を予測できることが判明し，保険適応となったため，事前検査を勧める．

　生物学的製剤（インフリキシマブ，アダリムマブ）は投与時2時間以内に発生するアナフィラキシー様の症状と免疫抑制に関する副作用である結核菌感染の増悪，敗血症，肺炎，肝障害，発疹，白血球減少の報告がある．

[重大な結果全般に関する全体的なエビデンスの質]
海外でのエビデンスレベルの高い報告が多い.

[推奨度の判定（推奨度を強くする要因）]
●結果全般に関する全体的なエビデンスの質が高い　　　　　　　　　　Yes
大規模な RCT やメタアナリシスも散見される.

●利益と害・負担のバランスが確実（コストは含まず）　　　　　　　　Yes
いずれの治療も有益性は明らかで，副作用も概ね把握されている.

●患者の価値観や好みの確実さ，あるいは一致　　　　　　　　　　　　Yes
薬剤の副作用がない患者にとっては症状の緩和や再発防止に有効で，価値観は一致している.

●正味の利益がコストや資源に見合ったものかどうか確実　　　　　　　No
すべて保険収載された治療で，難病の指定を受けていれば患者の負担には上限があるが，一部の薬剤は高額であるため，社会的には医療費高騰の原因となりうる.また，長期的効果も確実ではない.

推奨度決定会議において第 1 回投票で「行うことを強く推奨する」が 57.1%（14 名中 8 名），「行うことを提案する（弱く推奨する)」が 42.9%（14 名中 6 名）となり 70%の合意率に達しなかった.委員会で再討論を行い，第 2 回投票では「行うことを強く推奨する」が 42.9%（14 名中 6 名），「行うことを弱く推奨する」が 57.1%（14 名中 8 名）と合意にはいたらなかったため，推奨度は 1 あるいは 2 とした.

■文　献

1）Gecse KB, Bemelman W, Kamm MA. A global consensus on the classification, diagnosis and multidisciplinary treatment of perianal fistulising Crohn's disease. Gut 2014；**63**：1381-1392.

2）Snadborn WJ, Fajio VW, Feagan BG et al. AGA Technical Review on Perineal Crohn's Disease. Gastroenterology 2003；**125**：1508-1530.

3）Van Assche G, Dignass A, Reinisch W, et al. The second European evidence-based Consensus on the diagnosis and management of Crohn's disease. J Crohns Colitis 2010；**4**：63-101.

4）増田　勉，稲次直樹，吉川周作ほか．クローン病に由来する痔瘻・肛門周囲膿瘍の診断・治療戦略．臨床肛門病学 2015；**7**：16-22.

5）三枝直人，三枝純一，横山　正ほか．痔瘻で初発したクローン病症例に対し"top down 療法"は有効である．日本大腸肛門病学会雑誌 2016；**69**：424-429.

6）潰瘍性大腸炎・クローン病診断基準・治療指針，厚生労働科学研究費補助金難治性疾患克服研究事業「難治性炎症性腸管障害に関する調査研究」平成 29 年度報告書別冊，2018：p.24-27.

7）Yassin NA, Askari A, Warusavitarne J, et al. Alimentary Pharmacology and Therapeutics 2014；**40**：741-749.

裂肛

総　論

1. はじめに

　裂肛とは肛門上皮（anoderm）に生じた亀裂，びらん，潰瘍の総称である[1]．好発部位は肛門の後方に多く全体の約80%を占めるが[2]，前方の慢性の裂肛は女性に多い．裂肛の形状は楕円形，菱形，あるいは円形で，辺縁は比較的整でわずかに堤防状の隆起がみられることもある．急性裂肛は表在性であるが，深在化し慢性化すると内肛門括約筋の線維が露出する場合がある．また，裂肛の直腸側にある歯状線部には肥大した乳頭（肛門ポリープ），裂肛の外側には肛門皮垂（見張り疣）が認められることが多く，裂肛，肛門皮垂，肛門ポリープを慢性裂肛の3徴という[3,4]．

　組織学的所見としては，裂肛底は種々の程度の線維化を伴った菲薄な肉芽層で覆われる．その深部は内肛門括約筋に癒合し急性炎症所見はほとんどみられないが，裂肛の外側は炎症所見や線維化が認められる[5]．

2. 疫　学

　裂肛は20〜50歳代に好発し[4]，女性に多い[6]．発症率は比較的高く，生涯発症率が11.1%であったとする報告もある[7]．海外では大腸肛門専門病院に通院する患者の約10%が裂肛であり，男女差はない[8,9]．本邦の疾患別頻度の報告では新患5,447例のうち内外痔核が最も多く3,419例（62.8%），次いで裂肛が1,355例（24.9%），痔瘻が356例（6.5%）の順であった[6]．

3. 病　因

　裂肛の病因には肛門上皮損傷説と肛門上皮虚血説がある[10]．肛門上皮損傷説については，裂肛患者の20%が便秘であったとする報告[7,11,12]や，便秘患者では裂肛が痔瘻よりも有意に発生頻度が高いとの報告がある[6]．肛門上皮虚血説については，裂肛患者に肛門内圧検査を行うと肛門静止圧が健常者に比べて有意に高く[13〜16]，裂肛患者では内肛門括約筋の緊張亢進によって末端動脈を圧迫し，後交連の虚血を引き起こして裂肛が発生すると考えられている[11,17〜19]．また，裂肛患者の肛門内圧とlaser doppler flowmetryを調べると，肛門静止圧の高さと肛門後方の肛門上皮の血流量において負の相関関係があり，内肛門括約筋を切開して肛門静止圧を下げると肛門上皮の血流量が増加し裂肛が治癒することが報告されている[11,20,21]．

4. 臨床所見

　裂肛の症状は排便中および排便後に出現する肛門痛が特徴的で，排便後に数時間続くこともある．出血は少量のことが多いが，鮮血色の出血がトイレットペーパーにつく程度として認められることが多い．

　裂肛の分類に関しては，本邦では発生機序からの分類（①狭窄型，②脱出型，③混合型，④脆弱型，⑤症候型[22]）（図1〜3），発症時期からの分類（①急性裂肛，②亜急性裂肛，③慢性裂肛）（図4）などがあるが[4]，海外では急性と慢性の分類しかない[3]．

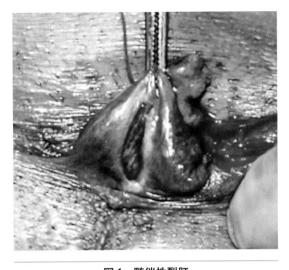

図1　随伴性裂肛

脱出する痔核病変によって肛門上皮が牽引され裂肛を合併している.

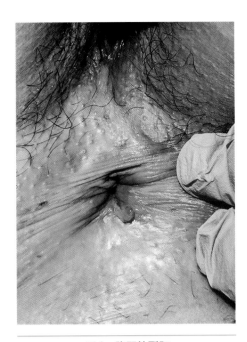

図2　脆弱性裂肛

排便後の出血と痛みで来院した症例. 肛門後方に裂肛と出血を認める.

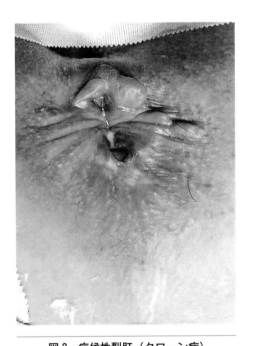

図3　症候性裂肛（クローン病）

肛門の前後に裂肛（潰瘍）を認め，前方には浮腫性の肛門皮垂を認める.

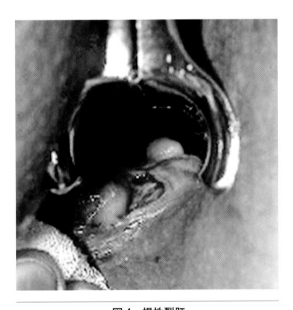

図4　慢性裂肛

肛門側に肛門皮垂，裂肛と肛門ポリープを認める. 裂肛底には白い内肛門括約筋が露出している.

I

痔核

II

痔瘻

III

裂肛

IV

直腸脱

検索式一覧

システマティックレビュー結果

5. 診　断

　裂肛は上記の症状の問診と身体検査で診断することができる[3,4]．身体検査では殿部を牽引する視診や肛門鏡診で裂肛が観察される．慢性化した症例では内肛門括約筋の輪状線維が出現した裂肛底と外側の見張り疣，内側の肛門ポリープを認める．不整形，浮腫性の裂肛，難治性裂肛・潰瘍はクローン病などの炎症性腸疾患，結核，梅毒，白血病，性的虐待，HIV 感染症，扁平上皮癌，悪性黒色腫などを疑う必要がある（**図3**）．

6. 治　療

　最近の裂肛の治療に関する報告は，すべて高い肛門静止圧への対処法に集中している．また，慢性裂肛に対して外科的介入を留保して保存的治療手段を重視する傾向にある．

1）保存的療法

（1）肛門の衛生

　裂肛を有する患者は，疼痛や肛門皮垂のために肛門の衛生を保てないことが多い．肛門衛生のためには，排便後は坐浴や水での洗浄を行い，紙などで強く拭くことは避ける．また，裂肛患者は裂肛からの浸出液で肛門周囲に皮膚炎をきたすこともある．温坐浴により3週間後に急性裂肛の87％が治癒したとの報告もある[22,23]．

（2）食　事

　便秘や下痢を起こさぬように食事指導を行う．便秘に関しては肉類の過剰摂取には注意し，繊維成分の摂取を十分するように指導する．また，下痢に関しては冷たい飲み物，アルコール，香辛料の過剰摂取には注意が必要である[24]．

（3）外用薬

　一般的には痔疾患用の局所麻酔薬含有軟膏やヒドロコルチゾン含有軟膏の局所塗布が用いられる．しかし，局所軟膏による治療よりも食物繊維の摂取と温坐浴による治療のほうが優れているとする報告もある[24]．

2）薬剤による括約筋弛緩

　平滑筋である内肛門括約筋は細胞内カルシウムの減少によって弛緩するため，硝酸塩などの酸化窒素やジルチアゼムまたはニフェジピンなどのカルシウムチャネルブロッカーは肛門静止圧を低下させる効果があり，裂肛の治療薬として海外で使用されている．また，アセチルコリン神経筋遮断薬であるボツリヌス毒素も肛門静止圧を低下させる作用があり海外では裂肛の治療として用いられている[25]．

3）外科的治療

　手術の目的は，内肛門括約筋の過緊張による高い肛門静止圧を軽減させ，肛門上皮への血液供給を増加させることである．手術の選択肢には側方内肛門括約筋切開術（lateral internal sphincterotomy：LIS），裂肛切除術，皮膚弁移動術（sliding skin graft：SSG）などの肛門形成術，用指的拡張術がある．過去には後方括約筋切開術も行われていたが，現在はほとんど行われていない．

　以上を考慮して現時点でガイドライン委員会が提唱するフローチャートを**図5**に示す．

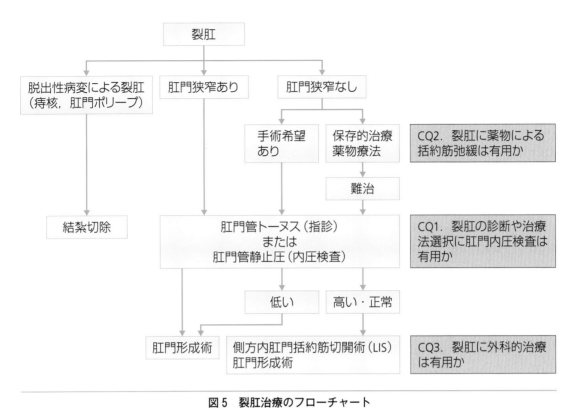

図5　裂肛治療のフローチャート

■文　献

1) 岩垂純一，隅越幸男，小野力三郎．裂肛の治療．外科治療 1993；**68**：192-199.
2) 辻　順行，緒方俊二，山田一隆．狭窄性裂肛に対する皮膚弁移動術の有効性．日本大腸肛門病学会雑誌 2013；**61**：291-297.
3) Orsay C, Rakinic J, Perry WB, et al. Practice parameters for the management of anal fissures (revised). Dis Colon Rectum 2004；47：2003-2007.
4) 松田保秀，川上和彦，浅野道雄．裂肛の診断・治療のコツと実際．臨床外科 2007；**62**：1331-1339.
5) 坂部　孝．裂肛の病理と治療．外科 Mook 18，金原出版，東京，1981：p.149-156.
6) 辻　順行，家田浩男．肛門専門病院における新患 5447 人の分析―特に 3 大肛門疾患と裂肛症例の分析．日本大腸肛門病学会雑誌 2013；**66**：479-491.
7) Lock MR, Thomson JP. Fissure-in-ano：the initial management and prognosis. Br J Surg 1977；**64**：355-358.
8) Garcea G, Sutton C, Mansoori S, et al. Results following conservative lateral sphincteromy for the treatment of chronic analfissures. Colorectal Dis 2003；**5**：331-314.
9) Pescatori M, Interisano A. Annual report of the Italian coloproctology unit. Tech Coloproctol 1995；**3**：29-30.
10) 辻　順行．裂肛．実地医家のための肛門疾患診療プラクティス，第 2 版，岩垂純一（編），永井書店，大阪，2007：p.98-116.
11) McCallion K, Gardiner KR. Progress in the understanding and treatment of chronic anal fissure. Postgrad Med J 2001；**77**：753-758.

12) McDonald P, Driscoll AM, Nicholls RJ. The anal dilator in the conservative management of acute anal fissures. Br J Surg 1983 ; **70** : 25-26.

13) Farouk R, Duthie GS, MacGregor AB, et al. Sustained internal sphincter hypertonia in patients with chronic anal fissure. Dis Colon Rectum 1994 ; **37** : 424-429.

14) 野澤真木子, 松島 誠, 中村博志. 裂肛治療における用手拡張術と側方皮下内括約筋切開術の最適選択法に関する研究. 日本大腸肛門病学会雑誌 2005 ; **58** : 25-34.

15) Utzig MJ, Kroesen AJ, Buhr HJ. Concepts in pathogenesis and treatment of chronic anal fissure : a review of the literature. Am J Gastroenterol 2003 ; **98** : 968-974.

16) Schouten WR, Briel JW, Auwerda JJ, et al. Ischaemic nature of anal fissure. Br J Surg 1996 ; **83** : 63-65.

17) Gibbons CP, Read NW. Anal hypertonia in fissures : cause or effect? Br J Surg 1986 ; **73** : 443-445.

18) Nothmann BJ, Schuster MM. Internal anal sphincter derangement with anal fissures. Gastroenterol 1974 ; **67** : 216-220.

19) Hancock BD. The internal sphincter and anal fissure. Br J Surg 1977 ; **64** : 92-95.

20) Schouten WR, Briel JW, Auwerda JJ. Relationship between anal pressure and anodermal blood flow. The vascular pathogenesis of anal fissures. Dis Colon Rectum 1994 ; **37** : 664-669.

21) Lund JN, Scholefield JH. Aetiology and treatment of anal fissure. Br J Surg 1996 ; **83** : 1335-1344.

22) Jiang JK, Chiu JH, Lin JK. Local thermal stimulation relaxes hypertonic anal sphincter : evidence of somatoanal reflex. Dis Colon Rectum 1999 ; **42** : 1152-1159.

23) Jensen SL. Treatment of first episodes of acute anal fissure : prospective randomised study of lignocaine ointment versus hydrocortisone ointment or warm sitz baths plus bran. Br Med J 1986 ; **292** : 1167-1169.

24) Jensen SL. Diet and other risk factors for fissure-in-ano. Prospective case control study. Dis Colon Rectum 1988 ; **31** : 770-773.

25) 高野正博. 裂肛. 別冊日本臨床 新領域別症候群シリーズ No.12, 2009 : p.777-781.

CQ1. 裂肛の診断や治療法選択に肛門内圧検査は有用か

Ⅰ 痔核

Ⅱ 痔瘻

Ⅲ 裂肛

Ⅳ 直腸脱

検索式一覧

システマティックレビュー結果

推　奨	推奨度	合意率	エビデンスの強さ
肛門内圧検査は診断に必要ではないが，裂肛の治療法選択や治療効果の判定に有用である．	2	71.4%	C

■ 解　説

　肛門内圧検査は肛門括約筋の緊張度を客観的に評価できる有用なツールであるが，診断は問診，視診，触診で可能であり必ずしも診断には必要ではない．しかし，術前後の内圧検査を行うことは治療法の選択や治療効果の判定に有用である[1~4]．通常，裂肛患者の肛門内圧（肛門静止圧，肛門随意圧）は健常者よりも有意に高く，ultra-slow wave などの異常波形を呈する頻度が高い[1,2]．ただし，測定プローブの太さの影響を受けその判定には注意が必要である[5]．

　一方で，慢性裂肛 40 例で直腸肛門診による肛門緊張度と内圧検査の結果を比較すると，肛門静止圧が健常域のものが 55%，低値域のものが 8% 存在するという報告がある[7]．また，裂肛の既往歴のない出産後の産褥婦は裂肛があっても肛門静止圧，肛門随意圧ともに非裂肛例と変わらないという報告や失禁リスクが増加するとの報告もある[6,9]．このような肛門静止圧が正常もしくは低値の患者サブグループを抽出するためにも術前の肛門内圧検査は意義があると考えられ，特に外科的治療を施行する際には参考にすべきである[6~8]．英国・アイルランド共同学会のガイドラインでは経産婦，肛門手術の既往がある症例では術前の肛門内圧測定がアルゴリズムに盛り込まれている[3]．

[重大な結果全般に関する全体的なエビデンスの質]
　RCT はなくエビデンスレベルの高い報告はない．

[推奨度の判定（推奨度を強くする要因）]
●結果全般に関する全体的なエビデンスの質が高い　　　　　　　　No
　後ろ向きコホート報告が多く RCT はない．

●利益と害・負担のバランスが確実（コストは含まず）　　　　　　Yes
　内圧検査は裂肛症例の肛門の緊張度の指標となりうる．検査は前処置もなく簡便で負担も少なく，利益と害のバランスからみると利益が大きい．

●患者の価値観や好みの確実さ，あるいは一致　　　　　　　　　　Yes
　検査によって治療効果や限界を知りうることから，患者の価値観や好みと一致する．

●正味の利益がコストや資源に見合ったものかどうか確実　　　　　　　Yes

検査は保険収載されており，また機械は再使用可能であるのでコストベネフィットはよい．

推奨度決定会議において第 1 回投票で「行うことを強く推奨する」が 28.6%（14 名中 4 名），「行うことを提案する（弱く推奨する）」が 64.3%（14 名中 9 名），「行わないことを提案する（弱く推奨する）」が 7.1%（14 名中 1 名）となり 70%の合意率に達しなかった．委員会で再討論を行い，第 2 回投票で「行うことを強く推奨する」が 28.6%（14 名中 4 名），「行うことを提案する（弱く推奨する）」が 71.4%（14 名中 10 名）となり，推奨度 2 と決定した．

■ 文　献

1) Hancock BD. The internal sphincter and anal fissure. Br J Surg 1977；**64**：92-95.

2) Patti R, Territo V, Aiello P et al. Manometric evaluation of internal anal sphincter after fissurectomy and anoplasty for chronic anal fissure：a prospective study. Am Surg 2012；**78**：523-527.

3) Cross KLR, Massey EJD, Fowler AL, et al. The management of anal fissure：ACPGBI position statement. Colorectal Dis 2008；**10**（Suppl 3）：1-7.

4) Moon A, Chitsabesan P, Plusa S. Anal sphincter fibrillation：is this a new finding that identifies resistant chronic anal fissure that respond to botulinum toxin? Colorectal Dis 2013；**15**：1007-1010.

5) Gibbons CP, Read N W. Anal hypertonia in fissures：cause or effect? Br J Surg 1986；**73**：443-445.

6) Corby H, Donnelly VS, O' Herlihy C et al. Anal canal pressure are low in women with postpartum anal fissure. Br J Surg 1997；**84**：86-88.

7) Jones OM, Remalingam T, Lindsey I, et al. Digital rectal examination of sphincter pressure in chronic anal fissure is unreliable. Dis Colon Rectum 2005；**48**：349-352.

8) Santander C, Gisbert P, Moreno-Ostero R, et al. Usefulness of manometry to select patients with anal fissure for controlled anal dilation. Rev Esp Enferm Dig 2010；**102**：691-697.

9) Abraham A, Samuel A. Current Concepts in Anal Fissures. World J Surg 2006；**30**：2246-2260.

CQ2. 裂肛に薬物による括約筋弛緩は有用か

Ⅰ 痔核

Ⅱ 痔瘻

Ⅲ 裂肛

Ⅳ 直腸脱

検索式一覧

システマティックレビュー結果

推　奨	推奨度	合意率	エビデンスの強さ
局注用硝酸塩，カルシウムチャネルブロッカー，ボツリヌス毒素は有用であるが，本邦では保険適応とされていない．	2	78.6%	B

■ 解　説

　裂肛症例の多くは保存的治療で治癒するが，保存的治療に抵抗する症例には薬物による括約筋弛緩が有効であると考えられている．薬物による括約筋弛緩の利点は入院の必要もなく，便失禁をきたしても一時的であり，経時的に改善する点である．使用に際しては副作用，コンプライアンス，再発率などが問題となる．ただし本邦では，これらの薬剤は裂肛治療に対して保険適応とされていない．

1. 有効率および有害事象

　局所用硝酸塩軟膏による裂肛の治療効果は，正常対照者および裂肛患者における無作為，非無作為の両試験で実証されている[1,2]．裂肛の初回治療における局所用硝酸塩の使用により，75%の患者が手術を回避できたことが報告されている[3,4]．しかし，局所用硝酸塩使用患者の50%が再発をきたし，外科的治療よりも有意に高い割合であった[5]．また，0.2%局所用硝酸塩の1日2回投与に関する後ろ向き調査において，3〜10週間の治療後，コンプライアンス率は67%と低く，治癒率は56%であった[6]．副作用の出現頻度は頭痛33.8%，起立性低血圧5.9%と報告されている[4,7〜10]．

　カルシウムチャネルブロッカー（ジルチアゼムまたはニフェジピン）も欧米では括約筋弛緩薬として使用されている．283例に対する被験群と対照群への無作為割り付けと二重盲検化を行った多施設試験では，対照群の50%の治癒率に比較して，ニフェジピン群では95%で完全寛解が得られた[11]．また，局所用ニフェジピンは局所用硝酸塩よりも良好な治癒率であり，局所使用では局所用硝酸塩よりも副作用が少ないため，欧米ではカルシウムチャネルブロッカーは裂肛の第一選択治療法とみなされている[12]．

　ボツリヌス毒素も括約筋弛緩薬として欧米で使用されている．作用の発現は数時間以内に筋肉の不全麻痺を起し，約7日目に作用は最高に達し3ヵ月以内に消失する[13]．40例の裂肛症例に対する非無作為化試験では，第一選択硝酸塩/第二選択ボツリヌス毒素使用による治療を行い，85〜90%の症例が括約筋切開を回避できた[14]．また，ボツリヌス毒素の使用を評価するいくつかの前向き研究が行われ[13〜15]，局所ニトログリセリン0.2〜1%と局所ニフェジピン0.2%とを直接比較した報告もあり，ボツリヌス毒素（20〜60単位）の内肛門括約筋内への注入で，治療開始後9週間以内に18〜71%の頻度で治癒した．これは前二者の局所療法（0.2%ニトログリセ

リンと 0.2%ニフェジピン）と同等もしくはわずかに良好な結果であった．しかし，有害事象は少なからず発生し，一時的失禁（約 10%），便失禁（約 5%），肛門周囲血栓症，ベクロニウムへの感受性低下，全身性筋肉衰弱などが報告されている[15〜18]．ボツリヌス毒素は高価で使用法の詳細が現在でも不明瞭であるため，裂肛の第二選択治療法と考えられている．

[重大な結果全般に関する全体的なエビデンスの質]
　エビデンスレベルの高いシステマティックレビューが多数ある．

[推奨度の判定（推奨度を強くする要因）]
●結果全般に関する全体的なエビデンスの質が高い　　　　　　　　Yes
　エビデンスレベルの高いシステマティックレビューが多数ある．

●利益と害・負担のバランスが確実（コストは含まず）　　　　　　No
　患者にとっては朗報であるが，現在日本ではこれらの薬剤は使用不可である．

●患者の価値観や好みの確実さ，あるいは一致　　　　　　　　　　No
　現在日本ではこれらの薬剤は使用不可である．

●正味の利益がコストや資源に見合ったものかどうか確実　　　　　No
　治療として保険収載されていない．

　推奨度決定会議において，本邦では使用できないが，エビデンスの質が高いため，将来的に本邦でも保険収載を目指すべき治療という議論がなされた．投票の結果，「行うことを提案する（弱く推奨する）」が 78.6%（14 名中 11 名）であり，推奨度 2 と決定した．

　注：パブリックコメントにおいて，CQ の推奨文が複数でわかりづらいとの指摘があり，推奨文を一文に修正した．

■文　献

1）Watson SJ, Kamm MA, Nicholls RJ, et al. Topical glyceryl trinitrate in the treatment of chronic anal fissure. Br J Surg 1996；83：771-775.
2）Guillemot F, Leroi H, Lone YC, et al. Action of in situ nitroglycerine on upper anal canal pressure of patients with terminal constipation：a pilot study. Dis Colon Rectum 1993；36：372-376.
3）Schouten WR, Briel JW, Boerma MO, et al. Pathophysiological aspects and clinical outcome of intra-anal application of isosorbide dinitrate in patients with chronic anal fissure. Gut 1996；39：465-469.
4）Lund JN, Armitage NC, Scholefield JH. Use of glyceryl trinitrate in the treatment of anal fissure. Br J Surg 1996；83：776-777.
5）Libertiny G, Knight JS, Fouk R. Randomised trial of topical 0.2% glyceryl trinitrate and lateral internal sphincterotomy for the treatment of patients with chronic anal fissure：long-term follow-

up. Eur J Surg 2002 ; **168** : 418-421.

6) Dorfman G, Levitt M, Platell C. Treatment of chronic anal fissure with topical glyceryl trinitrate. Dis Colon Rectum 1999 ; **42** : 1007-1010.

7) Gorfine SR. Topical nitroglycerine therapy for anal fissure and ulcer. N Engl J Med 1995 ; **333** : 1156-1157.

8) Carapeti EA, Kamm MA, McDonald PJ, et al. Randomised controlled trial shows that glyceryl trinitrate heals anal fissures, higher doses are not more effective, and there is a high recurrence rate. Gut 1999 ; **44** : 727-730.

9) Lund JN, Scholefield JH. Internal sphincter spasm in anal fissure. Br J Surg. 1997 ; **84** : 1723-1724.

10) Altomare DF, Rinaldi M, Milito G. Glyceryl trinitrate for chronic anal fissure--healing or headache? Results of a multicenter, randomized, placebo-controled, double-blind trial. Dis Colon Rectum 2000 ; **43** : 174-179.

11) Antropoli C, Perrotti P, Rubino M, et al. Nifedipine for local use in conservative treatment of anal fissures : preliminary results of a multicentre study. Dis Colon Rectum 1999 ; **42** : 1011-1015.

12) Ezri T, Susmalliam S. Topical nifedipine vs. topical glyceryl trinitrate of chronic anal fissure. Dis Colon Rectum 2003 ; **46** : 805-808.

13) Jankovic J, Brin MF. Therapeutic uses of botulinum toxin. N Engl J Med 1991 ; **324** : 1186-1194.

14) Lindsey I, Jones OM, Cunningham C, et al. Botulinum toxin as a second-line therapy for chronic anal fissure failing 0.2 percent glyceryl trinitrate. Dis Colon Rectum 2003 ; **46** : 361-366.

15) Brisinda G, Albanese A, Cadeddu F, et al. Botulinum neurotoxin to treat anal fissure : results of a randomized Botox vs. Dysport controlled trial. Aliment Pharmacol Ther 2004 ; **19** : 695-701.

16) Maria G, Cassetta E, Gui D, et al. A comparison of botulinum toxin and saline for the treatment of chronic anal fissure. N Engl J Med 1998 ; **338** : 217-220.

17) Maria G, Brisinda G, Bentivoglio AR, et al. Influence of botulinum toxin site of injections on healing rate in patients with chronic anal fissure. Am J Surg 2000 ; **179** : 46-50.

18) Latimer PR, Hodgkins PR, Vakalis AN, et al. Necrotising fasciitis as a complication of botulinum toxin injection. Eye 1998 ; **12** : 51-53.

I
痔核

II
痔瘻

III
裂肛

IV
直腸脱

検索式一覧

システマティックレビュー結果

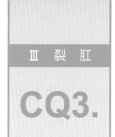

CQ3. 裂肛に外科的治療は有用か

推　奨	推奨度	合意率	エビデンスの強さ
保存療法や薬物療法で症状が改善しない場合は，側方内肛門括約筋切開術（LIS）や肛門形成術が有用である．	1	92.9%	C

■ 解　説

　保存療法や括約筋弛緩薬（本邦では保険適応外）による非手術的な治療で改善しない場合は外科的治療の適応となる[1~3]．裂肛の外科的治療としては，側方内肛門括約筋切開術（LIS）または皮膚弁移動術（SSG）などの肛門形成術が行われることが多い．

1. 治癒率

　裂肛に対する側方内肛門括約筋切開術（LIS）は，19 世紀初頭から実地されている術式である[4,5]．慢性裂肛の外科治療として LIS に関する 44 の RCT をまとめたメタアナリシスでは，裂肛の治癒率は 93.1% であった[6]．また，再発裂肛に対して繰り返して LIS を行った場合でも治癒率は 98% と良好である[7]．SSG，V-Y flap，house flap といった裂肛創部を直接覆う皮膚弁を肛門管内に移動させる肛門形成術では，創傷治癒環境を整えるだけの LIS に比べて創治癒が早いと考えられ[8]，肛門の静止圧や性別に関係なく治癒率が 94.1~98.1% と良好である[8~10]．また，保存療法で治癒せず肛門静止圧の低い患者の 88% が治癒したとの報告もある[11]．

　長期成績については，術後 10 年以上経過した症例における再発率は LIS で 24.1%，SSG では 8.2% であった[12]．SSG と V-Y flap を比較した検討では裂肛治癒率に差はなかった[13]．米国で提唱された裂肛治療ガイドラインでは，6~8 週間の保存療法で改善がない慢性裂肛患者のうち，肛門静止圧が正常か高い症例では LIS，低い症例では肛門形成術が推奨されている[14]．

2. 有害事象

　2017 年に報告された最新のメタアナリシスでは，LIS の便失禁の合併症出現率は 9.4% であった[15]．また，失禁症状の出現に術後平均 10 年かかるという報告や[15]，LIS 術後長期間にわたる追跡では失禁率が 47.6% に達したとする報告がある[16,17]．術後に便失禁症状が出現するリスク因子としては，高齢，女性，経産婦，肛門疾患手術後，前方裂肛などがあげられている[17]．術後の失禁リスクを最小限にするために，内肛門括約筋切開の長さを歯状線までではなく裂肛上縁までにとどめることで，失禁率とその重症度を抑えることができたとする報告もあるが[18,19]，一方でこのような不完全な LIS では裂肛治癒率が低下することも報告されている[18,20]．SSG の長期経過例での便失禁は 4.1~5.8% と報告され[12,16]，LIS よりも有意に低い[16,19]．

[重大な結果全般に関する全体的なエビデンスの質]

　裂肛手術に関する RCT は存在するが，術式同士を直接比較したエビデンスレベルの高い論文はない．

[推奨度の判定（推奨度を強くする要因）]

●結果全般に関する全体的なエビデンスの質が高い　　　　　　　Yes

　LIS に関するエビデンスの高い論文は数多く発表されている．

●利益と害・負担のバランスが確実（コストは含まず）　　　　　Yes

　患者の症状が除去され有益と判断されるが，術後の長期成績がない．

●患者の価値観や好みの確実さ，あるいは一致　　　　　　　　Yes

　患者の症状が除去され有益である．

●正味の利益がコストや資源に見合ったものかどうか確実　　　　Yes

　診断法，手術のコストは低い．

　推奨度決定会議において第 1 回投票で「行うことを強く推奨する」が 64.3％（14 名中 9 名），「行うことを提案する（弱く推奨する）」が 35.7％（14 名中 5 名）となり 70％の合意率に達しなかった．委員会で再討論を行い，第 2 回投票では「行うことを強く推奨する」が 92.9％（14 名中 13 名），「行うことを提案する（弱く推奨する）」が 7.1％（14 名中 1 名）となり，推奨度 1 と決定した．

　注：パブリックコメントで CQ4「慢性裂肛の外科治療としては LIS と SSG のどちらが有用か（どちらを選択すべきか）」は適応の異なる治療法を比較しているため CQ として不適正であるとの複数の指摘があった．委員会で検討した結果，CQ4 全体を削除したうえで CQ3 の外科的治療の推奨文を改変，CQ4 の解説の一部は CQ3 の解説に統合し，委員会で投票を行った．

■文　献

1) Jones OM, Ramalingam T, Lindsey I, et al. Digital rectal examination of sphincter pressures in chronic anal fissure is unreliable. Dis Colon Rectum 2005；48：349-352.
2) Loder PB, Kamm MA, Nicholls RJ, et al. 'Reversible chemical sphincterotomy' by local application of glyceryl trinitrate. Br J Surg 1994；81：1386-1389.
3) Jensen SL. Maintenance therapy with unprocessed bran in the prevention of acute anal fissure recurrence. J R Soc Med 1987；80：296-298.
4) McCallion K, Gardiner KR. Progress in the understanding and treatment of chronic anal fissure. Postgrad Med J 2001；77：753-758.
5) Lund JN, Scholefield JH. Aetiology and treatment of anal fissure. Br J Surg 83：1335-1344, 1996
6) Ebinger SM, Hardt J, Warschkow R, et al. Operative and medical treatment of chronic anal fissures：

a review and network meta-analysis of randomized controlled trials. J Gastroenterol 2017 ; **52** : 663-676.

7) Leong AF, Seow-Choen F. Lateral sphincterotomy compared with anal advancement flap for chronic anal fissure. Dis Colon Rectum 1995 ; **38** : 69-71.

8) Giordano P, Gravante G, Grondona P, et al. Simple cutaneous advancement flap anoplasty for resistant chronic anal fissure : a prospective study. World J Surg 2009 ; **33** : 1058-1063.

9) Chambers W, Sajal R, Dixon A. V-Y advancement flap as first-line treatment for all chronic anal fissures. Int J Colorectal Dis 2010 ; **25** : 645-648.

10) Patel SD, Oxenham T, Praveen BV. Medium-term results of anal advancement flap compared with lateral sphincterotomy for the treatment of anal fissure. Int J Colorectal Dis 2011 ; **26** : 1211-1214.

11) Nyam DC, Wilson RG, Stewart KJ, et al. Island advancement flaps in the management of anal fissures. Br J Surg 1999 ; **82** : 326-328.

12) 岡本欣也, 佐原力三郎, 山名哲郎ほか. 慢性裂肛に対する外科治療― LSIS と SSG の長期成績. 日本大腸肛門病学会雑誌 2011 ; **64** : 887-894.

13) 辻 順行, 家田浩男. 肛門狭窄を伴う慢性裂肛に対する皮膚弁移動術の有効性― SSG と VY-plasty の比較. 日本大腸肛門病学会雑誌 2017 ; **70** : 391-399.

14) Stewart DB, Gaertner W, Glasgow S, et al. Clinical Practice Guideline for the Management of Anal Fissures s. Dis Colon Rectum 2017 ; **60** : 7-14.

15) Levin A, Cohen MJ, Mindrul V, et al. Delayed fecal incontinence following surgery for anal fissure. Int J Colorectal Dis 2011 ; **26** : 1595-1599.

16) Hancke E, Rikas E, Suchan K, et al. Dermal flap coverage for chronic anal fissure : lower incidence of anal incontinence compared to lateral internal sphincterotomy after long-term follow-up. Dis Colon Rectum 2010 ; **53** : 1563-1568.

17) Garg P, Garg M, Menon GR. Long-term continence disturbance after lateral internal sphincterotomy for chronic anal fissure : a systematic review and meta-analysis. Colorectal Dis 2013 ; **15** : e104-e117.

18) Elsebae MMA. A study of fecal incontinence in patients with chronic anal fissure : prospective, randomized, controlled trial of the extent of internal anal sphincter division during lateral sphincterotomy. World J Surg 2007 ; **31** : 2052-2057.

19) Magdy A, El Nakeeb A, Fouda EY, et al. Comparative study of conventional lateral internal sphincterotomy, V-Y anoplasty, and tailored lateral internal sphincterotomy with V-Y anoplasty in the treatment of chronic anal fissure. J Gastrointest Surg 2012 ; **16** : 1955-1962.

20) Nelson RL, Chattopadhyay A, Brooks W, et al. Operative procedures for fissure in ano. Cochrane database Syst Rev 2011 ; (11) : CD002199. doi : 10.1002/14651858.CD002199.pub4.

IV

直腸脱

総　論

1. はじめに

　直腸脱は骨盤臓器脱のひとつであるが，直腸の先進部が肛門外に全層性に脱出する完全直腸脱（complete rectal prolapse, full thickness rectal prolapse, external rectal prolapse），粘膜のみ肛門外に脱出する不完全直腸脱（incomplete rectal prolapse），先進部が直腸から肛門内にとどまる不顕性直腸脱（internal rectal prolapse）に大別される．

2. 疫　学

　本邦ではまだ一般集団に対する直腸脱の有病率や年間の発症数の報告はない．欧米では全人口の約 0.5％にみられるという報告や，年間の発症数が人口 10 万人あたり平均 2.5 人という報告がある[1,2]．年齢分布は 3 歳未満の小児と高齢者の両極に多いのが特徴である[3]．小児では男女の差はないが，中高年では女性に多く男性の 6～9 倍である．女性の年齢のピークは 60～70 歳代であるが，男性の好発年齢は 40 歳以下である[1,2]．若年患者では，男女ともに自閉症や発達障害を伴った疾患，多数の処方を要するような慢性的な精神疾患を有していることが多い[4]．

3. 病　因

　直腸脱の発生機序としては，直腸重積説と滑脱ヘルニア説があるが，個々の症例によってそれぞれの病因の関与が異なるという報告もある[5,6]．病態の背景には肛門挙筋の離開，深い cul-de-sac，余剰な S 状結腸，肛門括約筋不全，直腸仙骨固定不良，直腸瘤など複数の解剖学的な異常が混在している[5,7]．直腸脱と直腸重積が関連するという仮説や，直腸脱が外傷性孤立性直腸潰瘍の前駆症状であるという仮説もあるが明確ではない[1]．直腸脱症例の約半数に陰部神経障害があるという報告もあるが[8]，陰部神経障害が直腸脱の成因ではなく繰り返す直腸脱出が陰部神経を障害している可能性も否定できない．リスク因子としては，上述のような先天的な要因（深い cul-de-sac や直腸仙骨固定不良など）に加えて，若年者では排便習慣と精神疾患，高齢者では老化と出産による骨盤底筋の脆弱化が関与している．

4. 臨床所見

　脱出に伴う症状として肛門痛（100％），QOL の低下（100％），出血（75～100％），便失禁（50～75％），便秘（25～50％），粘液排出（15～35％）があげられ[9]，脱出以外の症状も多いことを念頭において本疾患を積極的に疑う必要がある．自覚症状を上手に訴えられない高齢者も多いため，介護者により発見される場合も少なくない．

　直腸脱は臨床所見から直腸壁の全層が肛門外に脱出している完全直腸脱（complete prolapse），肛門管上部の直腸粘膜の一部が脱出している不完全直腸脱（incomplete prolapse）または直腸粘膜脱（mucosal prolapse）に分類されるのが一般的である[10]．最近では排便造影検査の所見から直腸重積と直腸脱を客観的に評価する Oxford Rectal Prolapse Grade が提唱されている[11,12]

5. 診　断
1）視診，怒責診
　直腸の脱出を診察台で視認できれば診断は容易であるが，側臥位や砕石位の怒責では脱出しないことも多い．その場合は簡易便器などを用いた座位での怒責診が有用である．また，日常生活での脱出を撮影した写真を持参してもらうことでも診断できる．
　痔核の脱出との鑑別は直腸粘膜の状態に注目すると比較的容易である．脱肛や粘膜脱では直腸粘膜が放射状に脱出するが，直腸脱では直腸粘膜が輪状に脱出する（図1〜3）．女性では直腸瘤，膀胱瘤，子宮脱，小腸瘤などの骨盤臓器脱を合併する場合があるため，これらの疾患を念頭に置いた診察が必要である（図4〜6）．

2）排便造影検査
　排便造影検査では怒責により重積から脱出までが再現できる．小腸，S状結腸，膀胱，膣などの造影を併用すると併存する骨盤臓器脱も診断できる[5,13]（図7〜10）．最近では排便造影検査の代用として3D-CTやMRIで直腸脱や骨盤臓器脱を評価する報告もみられる[14]．

3）肛門内圧検査
　内外括約筋機能の低下により最大静止圧や随意収縮圧が低下している例が多い．

4）大腸内視鏡検査
　直腸脱出の先進部にはしばしばびらんや発赤を伴い，まれにmucosal prolapse syndromeや孤立性直腸潰瘍を伴うことがある[15]．大腸癌などの併存疾患を除外するためには術前に大腸内視鏡検査を行うことが望ましいが[9]，超高齢者，ADL不良，ハイリスク患者など施行困難な患者が多いため，個々の症例に応じてその適応を検討する．

6. 治　療
1）経会陰手術
　経会陰手術としてはGant-三輪-Thiersch法，Delorme法，Altemeier法が代表的である．この他に保険収載はされていないが，欧米では自動吻合器で脱出腸管を経会陰的に切除するperineal stapled prolapse resection，本邦でALTA多点法が報告されている．一般的に経会陰手術は経腹手術に耐えられない，高齢者，重篤な合併症を有する症例など全身麻酔に対してハイリスクな症例に行われることが多い．他に経会陰手術の適応としては，経腹手術後の再発，骨盤臓器の術後や放射線照射後があげられる[9]．

（1）Gant-三輪-Thiersch法
　1923年にGantが脱出直腸粘膜を多数結紮する術式を報告し，1960年代に三輪がGant-Miwa法として日本に導入した．現在でも，Thiersch法と併用して行われることが多く，日本で最も多く施行されている経会陰手術である．合併症としては出血とテープ感染があげられる[17]．Thiersch法は当初は銀線を用いていたが，近年はテフロン紐やナイロン糸，伸縮性ポリエステルテープなどが使用されている[18]．

（2）Delorme法
　1900年にフランスのDelormeが報告した方法で，脱出した直腸粘膜を剥離後切離し，筋層の縦縫縮縫合により筋層を重積させて残存粘膜の縫合を行う方法である．経会陰手術としてヨーロッパで一般的に行われている[9]．5cm未満の直腸脱を適応とし再発率は開腹アプローチより高い[19,20]．Delorme法は歴史的により多く高齢者に施行され一般に非常に安全な方法とされて

I 痔核

II 痔瘻

III 裂肛

IV 直腸脱

検索式一覧

システマティックレビュー結果

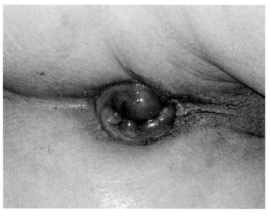

図1　脱肛

内外痔核の脱出を認めるが，介在する溝は放射状であり直腸脱と区別が可能である．

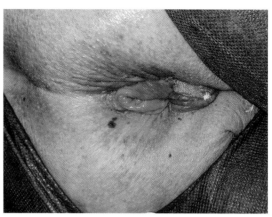

図2　直腸粘膜脱

肛門から直腸粘膜の脱出を認めるが，筋層の脱出までは伴っておらず，直腸粘膜脱（不完全直腸脱）と診断できる．

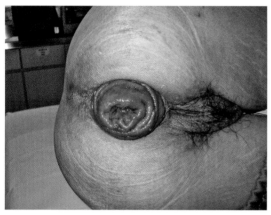

図3　直腸脱

肛門から全周性に脱出する直腸を認め，介在する溝は輪状であり，完全型直腸脱と診断できる．

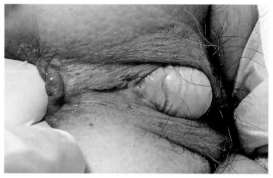

図4　直腸瘤（経膣直腸脱）

肛門より示指を挿入し直腸前壁（膣後壁）を腹側へ押し出すことで，膣から直腸瘤が脱出している．

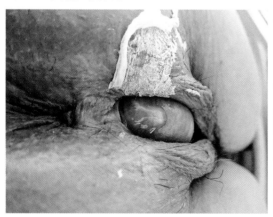

図5　膀胱瘤

膣前壁側（外子宮口より腹側）から柔らかな脱出を認める．尿道口と外子宮口の間が膨隆していることを確認すると膀胱瘤と診断しやすい．

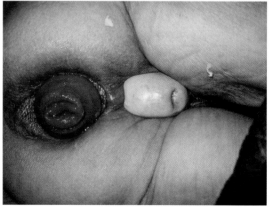

図6　直腸脱と子宮脱

肛門から完全型直腸脱を認める．その前方では膣粘膜が全周性に反転露出し，中央に外子宮口が確認でき子宮脱を合併していると診断できる．

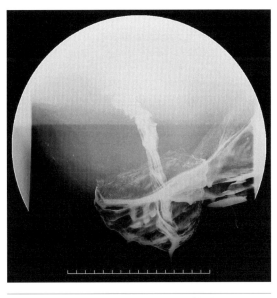

図7 排便造検査（直腸脱単独）

全層性に肛門管外へ脱出する直腸脱を認める.

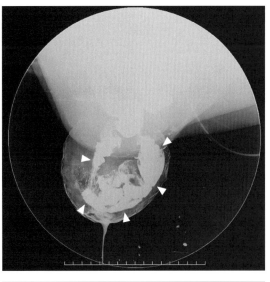

図8 排便造影検査（小腸瘤を合併した直腸脱）

経口造影剤を服用しておくことで，直腸脱内に深く落ち込む小腸瘤（矢頭）が描出されている.

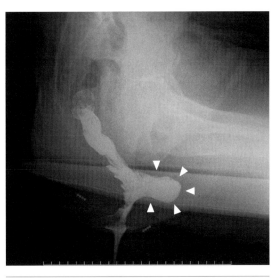

図9 排便造影検査（直腸瘤）

嚢状に腹側（膣側）へ突出する直腸前壁（矢頭）を認め，直腸瘤と診断できる.

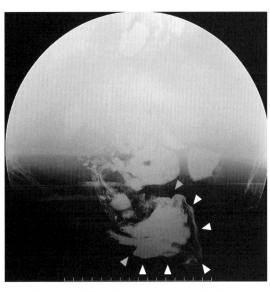

図10 排便造影検査（小腸瘤による圧排を伴う直腸重積）

小腸瘤により圧排されながら，下部直腸で反転（青矢頭）して肛門縁まで脱出する直腸重積（白矢頭）を認める.

いる．早期の合併症としては感染，尿閉，出血および宿便が4〜12%と報告されている[1]．

（3）Altemeier法（perineal rectosigmoidectomy）

　会陰式直腸S状結腸切除にダグラス窩の高位修復と挙筋形成術を加えた術式であり，米国では経会陰アプローチの第一選択として行われている[9]．しかし，血流障害や吻合部のtensionに

I 痔核

II 痔瘻

III 裂肛

IV 直腸脱

検索式一覧

システマティックレビュー結果

問題があると術後に縫合不全による重篤な合併症が生じる可能性がある[3]．手術は全身麻酔以外でも施行でき，経腹アプローチと比較すると入院期間が短く合併症が少ないが，再発率は16〜30％と高い．

（4）その他の手術

perineal stapled prolapse resection は経会陰的に自動吻合器を用いて脱出直腸を切除吻合する術式であるが，縫合不全や小腸損傷のリスクがあり本法では保険収載されていない[21]．痔核の治療法である ALTA を直腸粘膜下に 30〜80ヵ所，0.5〜1.0 mL 注入する治療法も直腸脱に対して報告されているが，保険適応外使用である[22]．

2）経腹手術

経腹アプローチとしては開腹術と腹腔鏡下手術，メッシュの使用の有無，腸管切除の有無により術式が分かれる．腹腔鏡下手術は開腹術と比較して手術時間は長いが低侵襲であるため，疼痛管理，入院期間，腸管機能回復については明らかに腹腔鏡下手術のほうが有利である[1,3,9]．

開腹術と腹腔鏡下手術の再発率（4〜8％）や合併症率（10〜33％）は同等である．ロボット支援手術も報告されており，縫合や結紮が容易になること，深いダグラス窩でよりよい視野が得られるなどの利点があるが，手術時間が長くなりコストが高くなる[1]．

人工物であるメッシュの使用は組織との線維化を惹起するとされているが[3]，術後にメッシュが感染した場合は除去することが望ましい．

直腸剥離を要する術式においては側方靱帯の切離については再発率は減少するが，術後の排便障害は悪化するという報告が多い[1,3,7,16,23]．

（1）Ripstein 法

メッシュを用いた直腸の前方固定術を Ripstein 法という．再発率は 4〜10％であるが，腸管の前壁をメッシュで押さえ込むため，直腸狭窄やメッシュの直腸内露出などの合併症がある[1]．メッシュによる圧排や直腸後側方の剥離による神経損傷のため便秘が悪化することもある．

（2）Wells 法

メッシュを用いた直腸の後方固定術を Wells 法という．原法は Ivalon（polyvinyl alcohol）sponge を用いるが，最近では polyester，polypropylene や biological mesh を用いる[1]．前方が固定されていないため直腸狭窄やメッシュの直腸内露出の合併症は Ripstein 法より少ない．メッシュによる圧排や直腸後側方の剥離による神経損傷のため便秘が悪化することもある．

（3）Suture rectopexy

仙骨前面を剥離して直腸を岬角に縫合する術式である．直腸後側方の剥離による神経損傷のため便秘が悪化することもある．便秘の増悪予防のために suture rectopexy に S 状結腸切除術を加える resection rectopexy を Frykman-Goldberg 法という[1,7]．

（4）Ventral rectopexy

直腸前壁のみを剥離してメッシュで引き上げて岬角に固定する術式である．直腸の後側方を剥離しないため交感神経や副交感神経への障害が少なくなり，術後の排便障害が減少するとされ，術前に便秘を有する症例および小腸瘤などを併存する症例に有用とされる[1,24]．問題点としてはメッシュ関連の合併症が 2％に発症することが報告されている[24]．

3）術式選択のフローチャート

直腸脱は高齢者に多い疾患であり術式の選択には患者側の因子と，直腸脱の病態による因子をそれぞれ考慮して術式を決定することが望ましい[6,25〜28]．米国結腸直腸外科学会（ASCRS）の

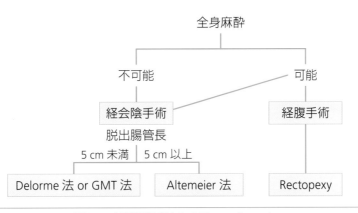

図11 直腸脱術式決定のフローチャート

他臓器脱を認めた場合は婦人科，泌尿器科にコンサルトし術式を決定する．
GMT 法：Gant-三輪-Thiersch 法

ガイドラインでは患者の併存症，外科医の好みと経験，患者の年齢と腸管機能などを考慮し，経腹的か経会陰的かを検討するとしている．また，重要な決定事項として骨盤の剝離を後方で行うか前方で行うかをあげている[1]．

患者因子：年齢，心機能，肺機能，ADL，排便障害の有無，併存疾患など

病態因子：脱出腸管の長さ，他の骨盤臓器脱の合併

以上を考慮に入れた現時点でガイドライン委員会が提案するフローチャートを**図11**に示す．

注：パブリックコメントにおいて Oxford 分類の図と表が不適切であるとの指摘があり，委員会で討議した結果，図表を削除した．

■文 献

1) Bordeianou L, Paquette I, Johnson E, et al. Clinica Practice Guidelines for the Treatment of Rectal Prolapse. Dis Colon Rectum 2017；**60**：1121-1131.
2) Kairaluoma MV, Kellokumpu IH. Epidemiologic aspects of complete rectal prolapse. Scand J Surg 2005；**94**：207-210.
3) Gourgiotis S, Baratsis S. Rectal prolapse. Int J Colorectal Dis 2007；**22**：231-243.
4) Marceau C, Parc Y, Debroux E, et al. Complete rectal prolapse in young patients：psychiatric disease a risk factor of poor outcome. Colorectal Dis 2005；**7**：360-365.
5) 高尾良彦，辻塚一幸，菊池 潔ほか．排便機能からみた直腸脱の診断と治療．日本大腸肛門病学会雑誌 2007；**60**：906-910.
6) 味村俊樹，福留惟行，小林道也ほか．直腸脱の総説—術式の歴史的背景とその選択方法．日本大腸肛門病学会雑誌 2012；**65**：827-832.
7) Tou S, Brown SR, Nelson RL. Surgery for complete（full-thickness）rectal prolapse in adults. Cochrane Database Syst Rev 2015；**24**：CD001758
8) Glasgow SC, Birnbaum EH, Kodner IJ, et al. Preoperative anal manometry predicts continence after perineal proctectomy for rectal prolapse. Dis Colon Rectum 2006；**49**：1052-1058.
9) Bordeianou L, Hicks CW, Kaiser AM, et al. Rectal prolapse：an overview of clinical features, diagnosis, and patient-specific management strategies. J Gastrointest Surg 2014；**18**：1059-1069.
10) 今 充，中田一郎，小野慶一．直腸脱の分類と発生メカニズム．日本大腸肛門病学会雑誌 1982；

I 痔核

II 痔瘻

III 裂肛

IV 直腸脱

検索式一覧

システマティックレビュー結果

35：454-458.

11）Collinson R, Cunningham C, D'Costa H, et al. Rectal intussusception and unexplained faecal incontinence：findings of a proctographic study. Colorectal Dis 2009；**11**：77-83.

12）角田明良，高橋知子．直腸重積の診断と治療．日本大腸肛門病学会雑誌 2018；**71**：146-151.

13）荒木靖三，野明俊裕，永江隆明ほか．骨盤内多臓器造影による女性の会陰ヘルニア診断．日本臨床外科学会雑誌 2008；**69**：197-202.

14）Bordeianou LG, Carmichael JC, Paquette IM, et al. Consensus statement of definitions for anorectal physiology testing and pelvic floor terminology（revised）. Dis Colon Rectum 2018；**61**：421-427.

15）藤沼澄夫，掛村忠義，佐藤浩一郎ほか．直腸粘膜脱症候群（mucosal prolapse syndrome）の診断と治療．Gastroenterol Endosc 2008；**50**：3010-3018.

16）Tou S, Brown SR, Malik AI, et al. Surgery for complete rectal prolapse in adults. Cochrane Database Syst Rev 2008 Oct 8；（4）：CD001758.

17）松島　誠，長谷川信吾，香取玲美ほか．直腸脱に対する経肛門手術— Gant-三輪-Thiersch 法．手術 2013；**67**：453-458.

18）高橋知子，山名哲郎．直腸脱に対する Thiersch 法．日本大腸肛門病学会雑誌 2012；**65**：874-878.

19）角田明良．直腸脱に対する経肛門手術— Delorme 手術の成績．手術 2013；**67**：459-461.

20）大橋勝久，大橋勝英，小村憲一．直腸脱の治療—従来法．成人病と生活習慣病 2016；**46**：1562-1567.

21）Hetzer FH, Roushan AH, Wolf K, et al. Functional outcome after perineal stapled prolapse resection for external rectal prolapse. BMC Surg 2010；**10**：9.

22）Hachiro Y, Kunimoto M, Abe T, et al. Aluminum potassium sulfate and tannic acid injection in the treatment of total rectal prolapse：early outcomes. Dis Colon Rectum 2007；**50**：1996-2000.

23）小出欣和，前田耕太郎，花井恒一ほか．直腸脱に対する直腸固定術の手技と成績．日本大腸肛門病学会雑誌 2012；**65**：840-846.

24）van Iersel JJ, Paulides TJ, Verheijen PM, et al. Current status of laparoscopic and robotic ventral mesh rectopexy for external and internal rectal prolapse. World J Gastroenterol 2016；**22**：4977-4987.

25）高尾良彦，辻塚一幸，菊池　潔ほか．排便機能からみた直腸脱の診断と治療．日本大腸肛門病学会雑誌 2007；**60**：911-916.

26）船橋公彦，栗原聰元．直腸脱の治療—腹腔鏡手術．成人病と生活習慣病 2016；**46**：1569-1574.

27）角田明良，高橋知子，草薙　洋．見落としてはいけない外科系疾患が主体の排便障害—直腸脱の手術と排便機能．Modern Physician 2017；**37**：78-80.

28）山名哲郎．直腸脱の術式選択と手術手技．外科治療 2010；**102**：273-279.

CQ1. 直腸脱の術前検査にデフェコグラフィは有用か

推　奨	推奨度	合意率	エビデンスの強さ
骨盤腔内に原因がある便秘症や骨盤臓器脱の合併を評価できるため直腸脱の術式選択に有用である.	2	92.9%	C

■ 解　説

　デフェコグラフィは,骨盤腔内に原因がある便排出障害型の便秘症(obstructed defecation syndrome:ODS)の病態を調べる検査法としてその有用性が報告されている.デフェコグラフィは会陰下垂(perineal descent),直腸重積(rectal intussusception),直腸瘤(rectocele),アニスムス(anismus)などを描出して評価でき,また cul-de-sac のヘルニアである腹膜瘤(peritoneocele),小腸瘤(enterocele),S状結腸瘤(sigmoidocele)および骨盤臓器脱(pelvic organ prolapse:POP)を評価できる検査である.これらの疾患のなかには直腸脱を合併している例も少なくない[1,2].逆に,直腸脱にも便排出障害型の便秘症の原因となるような疾患や他の骨盤臓器脱が併存している可能性があるため,術前にデフェコグラフィを行うことは術式の選択にも役立ち,また合併する泌尿婦人科疾患との一期手術が可能になることがある[3,4,6,9].

　一般的なX線透視による排便造影検査は,安静時,肛門収縮時,怒責時の動作時3点撮影が行われる.動画として記録し評価する dynamic fluoroscopic defecography は,直腸脱の成因(重積型か滑脱型か)や口側腸管の状態(直腸重積,仙骨前面の固定不良,過長症や憩室症の有無など),直腸瘤の有無,腹圧をかけたときの腹膜の変化や多臓器の動的異常などを評価できる[1,5~8].簡便で費用対効果が高いことがメリットと考えられる.膀胱瘤,腟脱,小腸瘤,S状結腸瘤などの他の骨盤臓器脱の診断には,膀胱・腟・小腸に造影剤を注入する多臓器造影検査が有効であるという報告もある[9~11].

　CTを利用した CT defecography は直腸脱患者の骨盤病変の診断に役立つとされ,特に3D-CTでは3次元画像の描出が可能で,直腸脱症例17例中6例に直腸重積や骨盤臓器脱が併存していたという報告がある[12].これらX線によるデフェコグラフィにはX線被曝の問題はあるが,検査に伴う被曝線量では発癌などのリスクは低いとされる[10].しかし若年者,特に妊娠可能な女性には注意が必要である.

　近年,MR defecography がX線排便造影の代替検査として有効であるとする報告が多い.X線透過性の高い骨盤底の軟部組織の描出に優れており,従来法では診断できなかった骨盤底の筋肉や筋膜の欠損や,併存する多臓器下垂の診断に役立つ[13~15].X線被曝を回避できるメリットもある.しかし,MRIは一般的に臥位で行われる検査であるため,X線透視による従来法と同等の評価ができるのか,座位が必要なのか議論の分かれるところである[11,13~15].従来の臥位MRI画像と,試作機で撮影した座位MRI画像を比較した骨盤底障害患者31例の報告では,安静時に3cm以上の会陰下垂を認めたものが座位で16例(51.6%)であったのに対し,臥位で

は 2 例（6.4%）で，座位のほうが骨盤臓器下垂を正確に診断できた[15]．しかし，殿部周囲が 100 cm 未満という制限があることから，今後の機器の開発が待たれる．

[重大な結果全般に関する全体的なエビデンスの質]
　　エビデンスレベルの高い報告はない．

[推奨度の判定（推奨度を強くする要因）]
●結果全般に関する全体的なエビデンスの質が高い　　　　　No
　　後方視的な報告が多く RCT はない．

●利益と害・負担のバランスが確実（コストは含まず）　　　Yes
　　直腸脱出の成因が得られることや複数の骨盤臓器障害を描出できることから術式選択に寄与するという点，従来法の X 線被曝線量では発癌リスクは低い点などから利益が大きく負担は少ない．

●患者の価値観や好みの確実さ，あるいは一致　　　　　　Yes
　　検査によって適切な術式を選択できることから患者の価値観や好みと一致する．

●正味の利益がコストや資源に見合ったものかどうか確実　　No
　　X 線透視を用いた従来法のコストは安価である．デフェコグラフィ検査としてはまだ保険収載されていない．

　　推奨度決定会議において，第 1 回投票で「行うことを提案する（弱く推奨する）」が 64.3%（14 名中 9 名），「行うことを強く推奨する」が 35.7%（14 名中 5 名）となり合意率 70% に達しなかった．委員会で再討論を行った結果，デフェコグラフィを行うことができない施設が多いことから提案にとどめることでコンセンサスが得られ，第 2 回投票で「行うことを提案する（弱く推奨する）」が 92.9%（14 名中 13 名）となり，推奨度 2 と決定した．

■文　献

1) Bordeianou LG, Carmichael JC, Paquette IM, et al. Consensus Statement of Definitions for Anorectal Physiology Testing and Pelvic Floor Terminology（Revised）. Dis Colon Rectum 2018；**61**：421-427.
2) Pescatori M, Spyrou M, Pulvirenti d'Urso A. A prospective evaluation of occult disorders in obstructed defecation using the 'iceberg diagram'. Colorectal Dis 2007；**9**：452-456.
3) Lim M, Sagar PM, Gonsalves S, et al. Surgical management of pelvic organ prolapse in females：functional outcome of mesh sacrocolpopexy and rectopexy as a combined procedure. Dis Colon Rectum 2007；**50**：1412-1421.
4) Sagar PM, Thekkinkattil DK, Heath RM, et al. Feasibility and functional outcome of laparoscopic sacrocolporectopexy for combined vaginal and rectal prolapse. Dis Colon Rectum 2008；**51**：1414-1420.
5) 前田耕太郎，花井恒一，佐藤美信ほか．直腸肛門機能性疾患の画像診断と治療．日本大腸肛門病学

会雑誌 2007；**60**：901-905.

6) 高尾良彦, 辻塚一幸, 菊池　潔ほか. 排便機能からみた直腸脱の診断と治療. 日本大腸肛門病学会雑誌 2007；**60**：911-916.

7) Bordeianou L, Paquette I, Johnson E, et al. Clinica Practice Guidelines for the Treatment of Rectal Prolapse. Dis Colon Rectum 2017；**60**：1121-1131.

8) Hotouras A, Murphy J, Boyle DJ, et al. Assessment of female patients with rectal intussusception and prolapse：is this a progressive spectrum of disease? Dis Colon Rectum 2013；**56**：780-785.

9) 神山剛一, 荒木靖三, 野明俊裕ほか. 直腸脱の診断と骨盤底評価法. 日本大腸肛門病学会雑誌 2012；**65**：833-839.

10) Maglinte DD, Bartram CI, Hale DA, et al. Functional imaging of the pelvic floor. Radiology 2011；**258**：23-39.

11) Kelvin FM, Maglinte DD, Hale DS, et al. Female pelvic organ prolapse：a comparison of triphasic dynamic MR imaging and triphasic fluoroscopic cystocolpoproctography. Am J Roentgenol 2000；**174**：81-88.

12) Okamoto N, Maeda K, Kato R, et al. Dynamic pelvic three-dimensional computed tomography for investigation of pelvic abnormalities in patients with rectocele and rectal prolapse. J Gastroenterol 2006；**41**：802-806.

13) van Iersel JJ, Formijne Jonkers HA, Verheijen PM, et al. Comparison of dynamic magnetic resonance defaecography with rectal contrast and conventional defaecography for posterior pelvic floor compartment prolapse. Colorectal Dis 2017；**19**：O46-O53.

14) Cariou de Vergie L, Venara A, Duchalais E, et al. Internal rectal prolapse：Definition, assessment and management in 2016. J Visc Surg 2017；**154**：21-28.

15) Iacobellis F, Brillantino A, Renzi A, et al. MR Imaging in Diagnosis of Pelvic Floor Descent：Supine versus Sitting Position. Gastroenterol Res Pract 2016；**2016**：6594152.

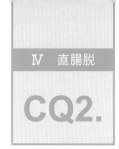

CQ2. 直腸脱にバイオフィードバック療法・骨盤底筋体操は有用か

推　奨	推奨度	合意率	エビデンスの強さ
脱出改善の有効性に関する報告がほとんどなく，現時点では有用とはいえない.	3	85.7%	D

■解　説

　成人におけるバイオフィードバック療法や骨盤底筋体操の有効性を論じた報告は，排便障害，特に骨盤底筋協調障害による便排出障害に対するものが散見されるが[1~3]，直腸脱そのものの改善を目指してバイオフィードバック療法や骨盤底筋体操を試みた報告はほとんどなく，特に最近10年の検索では1編もなかった．直腸脱と直腸重積の初期治療として食事療法と骨盤底筋体操の併用を推奨した報告はあるが，愁訴が排便障害である場合としている[4].

　直腸脱症例の60~80%に便失禁がみられるという報告[5]や，便失禁を主訴に外来受診した患者のうち10~12%が直腸脱であったという報告[6,7]があり，また術後直腸脱が改善しても約30%に便失禁が残るという報告[5]がある．直腸脱の周術期にバイオフィードバック療法を行った群と行わなかった群で便失禁を比較した報告では，バイオフィードバック療法で外肛門括約筋の機能は改善するものの，内肛門括約筋不全に起因する安静時の便失禁は改善しなかった[5]．しかし，安全で合併症がみられないことから，術後の便失禁の改善を目的にバイオフィードバック療法や骨盤底筋体操を行うことは意義があるかもしれない[5~7]．一方で，42例の直腸脱非手術症例に骨盤底筋体操が行われた追跡調査では便失禁に改善がみられず2/3が増悪したとする報告もある[8]．小児の怒責癖に起因する直腸脱では奏効例が報告されている[9].

[重大な結果全般に関する全体的なエビデンスの質]
　直腸脱を改善させるというエビデンスの高い報告はない.

[推奨度の判定（推奨度を強くする要因）]
●結果全般に関する全体的なエビデンスの質が高い　　　　　　　　　　No
　成人直腸脱の脱出そのものに対する有効性の報告がないため，「行わないことを提案する（弱く推奨する）」レベルと思われる.

●利益と害・負担のバランスが確実（コストは含まず）　　　　　　　　No
　低侵襲ではあるが，成人直腸脱においては有効性が認められず，害は少ないが利益もないといえる.

● **患者の価値観や好みの確実さ，あるいは一致**　　　　　　　　No

直腸脱術後の便失禁に対しては有効である可能性はあるが，直腸の脱出に対する有効性が不明なことから，患者の価値観や好みと一致するとはいえない．

● **正味の利益がコストや資源に見合ったものかどうか確実**　　　　No

コストは安価であるが，治療としての保険収載がない．

　推奨度決定会議において，第1回投票で「行わないことを提案する（弱く推奨する）」が64.3%（14名中9名），「行わないことを強く推奨する」が35.7%（14名中5名）となった．委員会で再討論を行い，便失禁，排便障害，骨盤底臓器脱に対するバイオフィードバック療法や骨盤底筋体操の有効性の報告は散見されるが，直腸脱を改善させるという報告は見当たらないことが指摘された．また，バイオフィードバック療法や骨盤底筋体操を行うことによる害が少ないことから，行わないことを強く推奨するまでの必要はないことでコンセンサスが得られ，第2回投票で「行わないことを提案する（弱く推奨する）」が85.7%（14名中12名）となり，推奨度3と決定した．

■文　献

1) Succi L, Oliveri CE, Privitera AC, et al. Treatment strategies for chronic constipation：our experience. Chir Ital 2008；**60**：509-518.
2) Andromanakos N, Skandalakis P, Troupis T, et al. Constipation of anorectal outlet obstruction：pathophysiology, evaluation and management. J Gastroenterol Hepatol 2006；**21**：638-646.
3) Hagen S, Stark D, Maher C, Conservative management of pelvic organ prolapse in women. Cochrane Database Syst Rev 2006；**18**：CD003882.
4) Farouk R, Duthie GS. Rectal prolapse and rectal invagination. Eur J Surg 1998；**164**：323-332.
5) Hämäläinen KJ, Raivio P, Antila S, et al. Biofeedback therapy in rectal prolapse patients. Dis Colon Rectum 1996；**39**：262-265.
6) 安部達也，國本正雄，鉢呂芳一．便失禁専門外来の試み．日本大腸肛門病学会雑誌 2008；**61**：247-253.
7) 髙尾良彦，諏訪勝仁，藤田明彦ほか．便失禁の診断・治療における直腸肛門機能検査の意義．消化器科 2006；**42**：440-445.
8) Cunin D, Siproudhis L, Desfourneaux V. No surgery for full-thickness rectal prolapse：what happens with continence? World J Surg 2013；**37**：1297-1302.
9) 大浜和憲，和田真也，岡田健志ほか．Biofeedback 排便訓練法によって治癒した小児難治性直腸脱の1例．日本小児外科学会誌 1992；**28**：409-414.

CQ3. 直腸脱に対する経会陰手術の選択すべき術式は

推　奨	推奨度	合意率	エビデンスの強さ
脱出腸管が 5 cm 未満の場合は Gant-三輪-Thiersch 法または Delorme 法を選択し，5 cm 以上の場合は Altemeier 法を選択することを推奨する．	2	71.4%	C

■ 解　説

1. 術式選択の指針

　経会陰手術は経腹手術よりも一般的に再発率は高く，諸家の報告によると Altemeier 法で 0〜20%，Delorme 法で 0〜38% であり，経腹手術は 10% 未満である[1〜4,11,14〜16]．また，合併症の頻度では経会陰手術は経腹手術より少なく，腹腔鏡下手術とは有意差がない[5,6]．

　経会陰手術の腹腔鏡下手術を含めた経腹術に対する利点は痛みが少ないこと，癒着や瘢痕を残さないこと，腰椎麻酔や局所麻酔で手術が可能であることなどがあげられる．さらに下腹神経などの損傷と性機能障害の可能性が経腹手術よりも少ない[1,2,7]．そこで経会陰手術は高齢者，併存症などにより全身状態が不良で全身麻酔をかけられない患者，性機能障害を危惧する男性，経腹手術後の再発，骨盤臓器手術後や放射線照射後，絞扼性の直腸脱が対象となる[1〜4,7〜10,12]．

　経会陰手術として本邦では Gant-三輪-Thiersch 法，Delorme 法，Altemeier 法が一般的に行われている[14,15]．Delorme 法と Altemeier 法の比較では再発率，合併症率には有意差がなかった[1]．報告された地域の特性により Delorme 法はヨーロッパで，Altemeier 法は米国で経会陰手術として主に選択されている[2,3,13,15]．

　脱出腸管の長さに関しては，比較的短い（5 cm 未満）場合は Delorme 法を，長い（5 cm 以上）場合は Altemeier 法を選択する報告が多い[7,13]．Gant-三輪-Thiersch 法に関する報告は少ないが，本邦で広く行われており，その適応は Delorme 法と同じような位置づけである[11]．

2. 術後合併症

　Altemeier 法の合併症として縫合不全，吻合部狭窄，骨盤内血腫，S 状結腸穿孔，傍直腸膿瘍，直腸腟瘻などが 9〜22% の頻度で発症するとされ，縫合不全に対しては人工肛門造設が必要となる場合がある[7,11〜13,17]．Delorme 法の合併症として縫合部からの出血，狭窄が報告されている[11]．Gant-三輪-Thiersch 法の合併症として，大出血，直腸穿孔，縫縮部の感染，便排出障害があげられる[15]．

3. 術後排便機能

　便失禁は Delorme 法では 47〜62% が改善するが，Altemeier 法では術後に約 15〜20% が悪化する．これは直腸便貯留部の切除による影響とされ，それを裏づけるように術後の直腸のコンプ

ライアンスは減少する[1,12,17]．しかし，Altemeier 法と Delorme 法の機能的アウトカムとしての失禁スコア，便秘スコア，止瀉剤や下剤の使用は両群で有意差はなかったという報告もある[1]．

4. 直腸脱術後の QOL

経腹，経会陰いずれの術式でも腸管機能や QOL は改善し，各術式で有意差はなかった[18]．Altemeier 法と Delorme 法の肉体的および精神的 QOL は両群で有意差はなかった[1]．

[重大な結果全般に関する全体的なエビデンスの質]
エビデンスレベルの高い報告はない．

[推奨度の判定（推奨度を強くする要因）]

●結果全般に関する全体的なエビデンスの質が高い　　　　　　　No
後方視的な報告が多い．RCT やメタアナリシスはあるが信頼性に欠ける．

●利益と害・負担のバランスが確実（コストは含まず）　　　　　Yes
高齢者や全身状態が悪く全身麻酔を適用できない症例に施行可能である．一方，再発率が高いことがデメリットである．

●患者の価値観や好みの確実さ，あるいは一致　　　　　　　　Yes
高齢者やその家族が直腸脱の治療に際して最初から経腹手術の選択を躊躇する場合に有用な選択肢となる．

●正味の利益がコストや資源に見合ったものかどうか確実　　　　Yes
特別な材料や機材は必要とせず，コストベネフィットもよい．

推奨度決定会議において，第 1 回投票で「行うことを提案する（弱く推奨する）」が 71.4％（14 名中 10 名），「行うことを強く推奨する」が 28.6％（14 名中 4 名）となり．推奨度 2 と決定した．

注：パブリックコメントにおいて経会陰手術の全身麻酔と高齢者における適応に関する推奨文に対して，たとえ高齢者であっても全身麻酔が可能な場合があることや，経会陰手術も全身麻酔で行うことがあるという意見が寄せられたため，委員会で討議した結果，適応の部分は削除した．

■文　献

1) Riansuwan W, Hull TL, Bast J, et al. Comparison of perineal operations with abdominal operations for full-thickness rectal prolapse. World J Surg 2010；**34**：1116-1122.

2) Pinheiro LV, Leal RF, Coy CS, et al. Long-term outcome of perineal rectosigmoidectomy for rectal prolapse. Int J Surg 2016；**32**：78-82.

Ⅰ 痔核
Ⅱ 痔瘻
Ⅲ 裂肛
Ⅳ 直腸脱
検索式一覧
システマティックレビュー結果

3) Tiengtianthum R, Jensen CC, Goldberg SM, et al. Clinical outcomes of perineal proctectomy among patients of advanced age. Dis Colon Rectum 2014；**57**：1298-1303.

4) Ding JH, Canedo J, Lee SH, et al. Perineal rectosigmoidectomy for primary and recurrent rectal prolapse：are the results comparable the second time? Dis Colon Rectum 2012；**55**：666-670.

5) Fleming FJ, Kim MJ, Gunzler D, et al. It's the procedure not the patient：the operative approach is independently associated an increased risk of complications after rectal prolapse repair. Colorectal Dis 2012；**14**：362-368.

6) Clark CE 3rd, Jupiter DC, Thomas JS, et al. Rectal prolapse in the elderly：trends in surgical management and outcomes from the American College of Surgeons National Surgical Quality Improvement Program database. J Am Coll Surg 2012；**215**：709-714.

7) Altomare DF, Binda G, Ganio E, et al. Rectal Prolapse Study Group. Long-term outcome of Altemeier's procedure for rectal prolapse. Dis Colon Rectum 2009；**52**：698-703.

8) Gunner CK, Senapati A, Northover JM, et al. Life after PROSPER. What do people do for external rectal prolapse? Colorectal Dis 2016；**18**：811-814.

9) Young MT, Jafari MD, Phelan MJ, et al. Surgical treatments for rectal prolapse：how does a perineal approach compare in the laparoscopic era? Surg Endosc 2015；**29**：607-613.

10) Mustain WC, Davenport DL, Parcells JP, et al. Abdominal versus perineal approach for treatment of rectal prolapse：comparable safety in a propensity-matched cohort. Am Surg 2013；**79**：686-692.

11) Emile SH, Elfeki H, Shalaby M, et al. Perineal resectional procedures for the treatment of complete rectal prolapse：A systematic review of the literature. Int J Surg 2017；**46**：146-154.

12) Ris F, Colin JF, Chilcott M, et al. Altemeier's procedure for rectal prolapse：analysis of long-term outcome in 60 patients. Colorectal Dis 2012；**14**：1106-1111.

13) Elagili F, Gurland B, Liu X, et al. Comparing perineal repairs for rectal prolapse：Delorme versus Altemeier. Tech Coloproctol 2015；**19**：521-525.

14) 角田明良，高橋知子，草薙　洋．見落としてはいけない外科系疾患が主体の排便障害—直腸脱の手術と排便機能．Modern Physician 2017；**37**：78-80.

15) 高橋知子，角田明良．直腸脱の治療（経肛門的アプローチ）．消化器外科 2016；**39**：1675-1681.

16) 大橋勝久，大橋勝英，小村憲一．直腸脱の治療—従来法．成人病と生活習慣病 2016；**46**：1562-1567.

17) Cirocco WC. The Altemeier procedure for rectal prolapse：an operation for all ages. Dis Colon Rectum 2010；**53**：1618-1623.

18) Senapati A, Gray RG, Middleton LJ, et al. PROSPER Collaborative Group. PROSPER：a randomised comparison of surgical treatments for rectal prolapse. Colorectal Dis 2013；**15**：858-868.

CQ4. 直腸脱に対する経腹手術の適応と選択すべき術式は

推　奨	推奨度	合意率	エビデンスの強さ
経腹手術は脱出腸管が 5 cm 以上の症例や他の骨盤臓器脱を合併する症例がよい適応であり，術式は直腸固定術（開腹または腹腔鏡）を選択することを推奨する．	1	71.4%	B

■ 解　説

1. 術式選択の指針

　直腸固定術は再発率が低いが経腹手術であるため，その適応は慎重に考える必要がある．一般に経会陰手術では術後再発率が高いと考えられる例に経腹手術が勧められる．具体的には，①脱出腸管が長い（おおよそ 5 cm 以上），②骨盤臓器脱を合併したもの，③経会陰手術後の再発症例があげられる．逆に直腸固定術が適さないものとして，①腹腔内操作が困難と予想されるもの（骨盤領域の手術歴・放射線治療歴・子宮内膜症などで高度の癒着が予想される場合，多嚢胞性腎症など大きな腹腔内占拠性病変，仰臥位の体位保持が困難な強い亀背），②併存疾患で全身麻酔が適さないハイリスク症例，③術後の性機能障害を危惧する男性，④患者および家族が経腹手術を望まない場合などがあげられる．

　現在，直腸固定術の多くは腹腔鏡下手術で行われるようになっており，その有用性が多数報告されている．1,007 例を評価した 2015 年のコクランレビュー[1] では，手術時間は有意に長いが，術後合併症が有意に少なく，術後在院日数も有意に短いため，各国の医療事情によっては医療コストも低くなる可能性が指摘されている．2017 年に報告された 24 編の non-RCT を含むシステマティックレビュー[2] も同様の内容で，腹腔鏡下手術は手術時間が長いものの術後在院日数は短く，合併症も会陰手術と同様に少ない．S 状結腸切除を付加した場合は合併症リスクが増加することから，S 状結腸切除を行わない腹腔鏡下直腸固定術が好ましいと結論づけている．近年の報告ではほとんどの施設で腹腔鏡下手術が選択されており，臨床成績は開腹手術と比べても大きな差はない[3～9]．

　固定方法は様々であり，現在のところこれがベストといえる術式はないが，最近は術後排便機能障害が少ないとされる laparoscopic ventral rectopexy[10] の報告が増えている．骨盤深部で体内結紮が必要なため，ラーニングカーブとして 25～30 例の経験が必要との報告もある[11]．laparoscopic ventral rectopexy や Wells 法などメッシュを留置する手術の長期的な予後は不明な点も多いため，特に若年者に対しては異物となるメッシュを残さない術式選択も考慮する必要がある．

2. 術後合併症

　従来，直腸固定術の侵襲は経会陰手術と比べ高いとされていたが，腹腔鏡下手術の発展ととも

に低侵襲で安全性も高くなってきていて，短期の死亡率0〜1.2％，メジャー合併症0〜14.8％，マイナー合併症0〜19.2％と報告されている．

近年増えている laparoscopic ventral rectopexy では，メッシュびらん（2〜3.7％）や直腸腟瘻（0.3〜0.5％）などのメッシュ関連合併症によるメッシュ局所切除（1〜1.6％），全メッシュ摘出（0.6〜1.6％），ストーマ造設（0.1％），低位前方切除（0.1％）などの例が報告されている[4,12]．まれではあるがメッシュや直腸を固定した岬角周囲に椎体炎や椎間板炎，硬膜外膿瘍を合併することがある．国内外におけるこれらの合併症を合わせた36例の報告では[13]，77.8％に経腹メッシュ除去や脊椎手術（もしくは両者）が行われ，神経学的な後遺症を残した症例もあるため，岬角への固定を行う術式では十分な注意が必要である．

3. 術後排便機能

直腸が反転脱出する病態が手術により改善・消失することで，術前に存在した排便機能障害は改善する場合が多い．なかでも laparoscopic ventral rectopexy は術後の排便機能が良好とされ，laparoscopic ventral rectopexy を対象に行われた12編の非ランダム化比較試験574例の解析では便秘の改善率は3〜72％，便秘の悪化もしくは新規の便秘発症は0〜20％，便失禁の改善率は31〜84％，便失禁の悪化もしくは新規の便失禁発症は2.5〜11％と良好である[14]．resection rectopexy も便秘改善率81.3％，便失禁改善率67.3％[3]，Wells 法も便秘改善率65.2％，便失禁改善率74.4％[6]と，排便機能の改善効果が認められている．

S状結腸切除に関しては，術後の便秘発症リスクが減少する[1]とされていたが，術前後の通過時間を比較してその便秘の改善効果に否定的な報告もある[15]．S状結腸切除は術後の合併症リスクとなりうるため[1]，術後の便秘予防対策としては自律神経や側方靱帯の温存を第一と考え，S状結腸切除は重度の大腸通過時間遅延，特に左側結腸主体の遅延がある症例にのみ考慮すべきである．

4. 術後の QOL

直腸固定術後の QOL 改善についての報告は少ないが，初の大規模 RCT である EQ-5D を用いて QOL を評価した PROSPER trial[16]では QOL の改善が認められ，直腸固定法（resection rectopexy/suture rectopexy）やアプローチ法（経腹/経会陰）の違いによる有意差はなかった．SF-36 を用いた QOL の報告[17]では，8つの下位尺度（身体機能・全体的健康感・活力・心の健康）と身体的側面で経会陰アプローチよりも経腹アプローチが有意に優れていた．

Ventral rectopexy 後の QOL は，開腹・腹腔鏡・ロボットのいずれかにおいても有意に改善する[18]．長期的にみても BBUSQ-22 を用いた QOL 評価では，術後1年目の改善46％が5年後まで持続した報告がある[4]．本邦の laparoscopic ventral rectopexy 術後の QOL に関しては，活力（vitality/energy）以外の SF-36 下位尺度で有意に改善，術前に便失禁があった症例の FIQL の4項目が改善，術前に便排出障害型の便秘があった症例の PAC-QOL スコアが有意に改善したとする報告がある[19]．

5. 複数の骨盤臓器脱合併例

直腸脱は婦人科・泌尿器科領域の前方骨盤臓器脱をしばしば合併する．50歳代女性の前方骨盤臓器脱の有病率は3〜6％とされる[20,21]が，直腸脱がある場合の前方骨盤臓器脱の有病率は

21～34％と高く[22,23]，直腸脱を有する女性に対して，欧米では外科医だけでなく骨盤底疾患を扱う婦人科・泌尿器科医らによる集学的チーム医療が支持されている．実際に前方骨盤臓器脱を有する直腸脱では前方骨盤臓器脱がない場合と比べて，経腹・経会陰手術いずれも術後再発率が有意に高く，またその場合経腹手術より経会陰手術で顕著に再発率が上昇するため[24]，前方骨盤臓器脱を合併した直腸脱では婦人科・泌尿器科医と連携した修復術が望まれる．

[重大な結果全般に関する全体的なエビデンスの質]

　エビデンスレベルの高いシステマティックレビューが複数ある．

[推奨度の判定（推奨度を強くする要因）]

　エビデンスの質が高く，利益と害・負担のバランスからみて，「行うことを強く推奨する」と判定した．

●結果全般に関する全体的なエビデンスの質が高い　　　　　　Yes

　多数の後方視的・前方視的報告をまとめた複数のシステマティックレビューがある．唯一あった RCT では登録患者数や背景にバイアスがあり推奨度の判定には含めなかった．

●利益と害・負担のバランスが確実（コストは含まず）　　　　Yes

　術後の低い再発率と高い排便機能から，腹腔鏡下手術に習熟した医師が行った場合の安全性の高さも踏まえ利益が大きく負担は少ない．

●患者の価値観や好みの確実さ，あるいは一致　　　　　　　　No

　患者によっては経腹手術を希望しない場合もあるため，必ずしも手術による確実性と患者の好みや価値観が一致するとは限らない．

●正味の利益がコストや資源に見合ったものかどうか確実　　　Yes

　コクランレビューで術後合併症と術後在院日数が有意に少なく，各国の医療事情によっては低コストとなりうると解説されている．

　推奨度決定会議の第 1 回投票で，「行うことを強く推奨する」が 71.4％（14 名中 10 名），「行うことを提案する（弱く推奨する）」が 28.6％（14 名中 4 名）となり，推奨度 1 と決定した．

■文　献

1）Tou S, Brown SR, Nelson RL. Surgery for complete（full-thickness）rectal prolapse in adults. Cochrane Datebase Syst Rev 2015；24（11）：CD001758

2）Murphy PB, Wanis K, Schlachta CM, et al. Systematic review on recent advances in the surgical management of rectal prolapse. Minerva Chir 2017；72：71-80.

3）Laubert T, Kleemann M, Schorcht A, et al. Laparoscopic resection rectopexy for rectal prolapse：a single-center study during 16 years. Surg Endosc 2010；24：2401-2406.

4) Randall J, Smyth E, McCarthy K, et al. Outcome of laparoscopic ventral mesh rectopexy for external rectal prolapse. Colorectal Dis 2014；**16**：914-919.

5) 太田智之，角田明良，喜安佳之ほか．直腸脱に対する Laparoscopic Ventral Rectopexy の治療成績．日本大腸肛門病学会雑誌 2014；**67**：245-252.

6) Dyrberg DL, Nordentoft T, Rosenstock S. Laparoscopic posterior mesh rectopexy for rectal prolapse is a safe procedure in older patients：A prospective follow-up study. Scand J Surg 2015；**104**：227-232.

7) 山名哲郎，志垣太郎，森本幸司ほか．直腸脱に対する手術（鏡視下）．手術 2015；**69**：485-490.

8) 橋田裕毅，熊田有希子，水本素子ほか．完全直腸脱に対する腹腔鏡下直腸固定術の手技と有用性．日本女性骨盤底医学会誌 1017；**14**：84-87.

9) 安田 潤，弓場健義，相馬大人ほか．完全直腸脱に対する腹腔鏡下直腸腹側固定術（laparoscopic ventral rectopexy）の工夫と手術成績．手術 2017；**71**：1657-1664.

10) D'Hoore A, Cadoni R, Penninckx F：Long-term outcome of laparoscopic ventral rectopexy for total rectal pro lapse. Br J Surg 2004；**91**：1500-1505.

11) Pucher PH, Mayo D, Dixon AR, et al. Learning curves and surgical outcomes for proctored adoption of laparoscopic ventral mesh rectopexy：cumulative sum curve analysis. Surg Endosc 2017；**31**：1421-1426.

12) Evans C, Stevenson AR, Sileri P, et al. A Multicenter Collaboration to Assess the Safety of Laparoscopic Ventral Rectopexy. Dis Colon Rectum 2015；**58**：799-807.

13) 加藤健宏，小林 聡．腹腔鏡下仙骨膣固定術後に，メッシュ感染から脊椎椎間板炎および硬膜外膿瘍を発症した1例．日本大腸肛門病学会雑誌 2018；**71**：186-191.

14) Faucheron JL, Trilling B, Girard E, et al. Anterior rectopexy for full-thickness rectal prolapse：Technical and functional results. World J Gastroenterol 2015；**21**：5049-5055.

15) EI Muhtaseb, Bartolo DC, Zayiae D, et al. Colonic transit before and after resection rectopexy for full-thickness rectal prolapse. Tech Coloproctol 2014；**18**：273-276.

16) Senapati A, Gray RG, Middleton LJ, et al. PROSPER：a randomised comparison of surgical treatments for rectal prolapse. Colorectal Dis 2013；**15**：858-868.

17) Riansuwan W, Hull TL, Bast J, et al. Comparison of perineal operations with abdominal operations for full-thickness rectal prolapse. World J Surg 2010；**34**：1116-1122.

18) de Hoog DE, Heemskert J, Nieman FH, et al. Recurrence and functional results after open versus conventional laparoscopic versus robot-assisted laparoscopic rectopexy for rectal prolapse：a case-control study. Int J Colorectal Dis 2009；**24**：1201-1206.

19) Tsunoda A, Takahashi T, Ohta T, et al. Quality of life after laparoscopic ventral rectopexy. Colorectal Dis 2016；**18**：301-310.

20) Altman D, Zetterstrom J, Schultz I, et al. Pelvic organ prolapse and urinary incontinence in women with surgically managed rectal prolapse：a population-based case-control study. Dis Colon Rectum 2006；**49**：28-35.

21) Gonzalez-Argente FX, Jain A, Nogueras JJ, et al. Prevalence and severity of urinary incontinence and pelvic genital prolapse in females with anal incontinence or rectal prolapse. Dis Colon Rectum 2001；**44**：920-926.

22) Rortveit G, Brown JS, Thom DH, et al. Symptomatic pelvic organ prolapse：prevalence and risk factors in a population-based, racially diverse cohort. Obstet Gynecol 2007；**109**：1396-1403.

23) Nygaard I, Barber MD, Burgio KL, et al. Prevalence of symptomatic pelvic floor disorders in US women. JAMA 2008；**300**：1311-1316.

24) Catanzarite T, Klaristenfeld DD, Tomassi MJ, et al. Recurrence of rectal prolapse after surgical repair in women with pelvic organ prolapse. Dis Colon Rectum 2018；**61**：861-867.

検索式一覧

［痔　核］

CQ1.　痔核の治療法選択に有用な臨床分類は

PubMed（検索 2018 年 5 月 24 日）

((("Hemorrhoids/classification"[MH]) OR ((Hemorrhoids[TW]) AND (("Classification"[TW] AND "classification" [Subheading]))))) OR "Hemorrhoids/diagnosis"[MAJR]) AND ((Humans [MH] AND (English[LA] OR Japanese[LA]) AND "2007"[PDAT]: "2017"[PDAT]))

検索結果　94 件

医中誌 Web（検索 2018 年 5 月 25 日）

(((痔核/TH or 痔核/AL) and（分類/TH or 分類/AL))or ((痔核/TH) and（SH=診断))) and（DT=2007: 2017 and CK=ヒト and PT=会議録除く）

検索結果　168 件

CQ2.　脱出性の内痔核にALTA療法は有用か

PubMed（検索 2018 年 5 月 30 日）

((((Hemorrhoids [MH] OR Hemorrhoids[TIAB]))) AND (((((sclerotherapy [MH] OR sclerotherapy[TIAB]))) OR ALTA[TIAB]) OR ((Injections[MH] OR injection*[TIAB])))) AND ((Humans[MH] AND (English[LA] OR Japanese[LA]) AND "2007"[PDAT]: "2017" [PDAT]))

検索結果　85 件

Cochrane Library（検索 2018 年 6 月 19 日）

#1　　　　Hemorrhoids: ti,ab,kw

#2　　　　sclerotherapy: ti,ab,kw or ALTA: ti,ab,kw or injection*: ti,ab,kw

#3　　　　#1 and #2

#4　　　　#3 Publication Year from 2007 to 2017

検索結果　39 件

医中誌 Web（検索 2018 年 5 月 25 日）

(((((痔核/TH or 痔核/AL) and (("Aluminum Potassium Sulfate Hydrate-Tannic Acid"/TH or ALTA/TA) or（硬化療法/TH or 硬化療法/AL))) and（DT=2007: 2017 and CK=ヒト and PT=会議録除く）) and（RD=メタアナリシス，ランダム化比較試験，準ランダム化比較試験，比較研究，診療ガイドライン）) or ((((痔核/TH or 痔核/AL) and (("Aluminum Potassium Sulfate Hydrate-Tannic Acid"/TH or ALTA/TA) or（硬化療法/TH or 硬化療法/AL))) and（DT=2007: 2017 and CK=ヒト and PT=会議録除く）) and（治療成績/TH or 治療成績/AL))

検索結果　76 件

CQ3.　痔核に結紮切除術は有用か

PubMed（検索 2018 年 5 月 24 日）

((((((systematic[SB] OR Meta-Analysis[PT])) AND ((ligation[TW]) AND ((Hemorrhoids/surgery[MH]) OR Hemorrhoidectomy[MH]))))) OR ((("Clinical Trial"[PT]) AND ((ligation[TW]) AND ((Hemorrhoids/surgery[MH]) OR Hemorrhoidectomy[MH])))) OR ((" Treatment Outcome"[MH]) AND ((ligation[TW]) AND ((Hemorrhoids/surgery[MH]) OR Hemorrhoidectomy[MH])))) AND ((Humans[MH] AND (English[LA] OR Japanese[LA]) AND "2007"[PDAT]: "2017"[PDAT]))

検索結果　124 件

Cochrane Library（検索 2018 年 6 月 20 日）

#1　　Hemorrhoids and surgery: ti,ab,kw

#2　　Hemorrhoidectomy: ti,ab,kw

#3　　ligation: ti,ab,kw

#4　　#1 or #2

#5　　#3 and #4 Publication Year from 2007 to 2017

検索結果　85 件

医中誌 Web（検索 2018 年 5 月 17 日）

((((((((((痔核/TH)) and（SH=外科的療法))or（痔核切除/TH))and（（結紮/TH or 結紮/AL）or（根治/AL）or（開放/TA）or（半閉鎖/TA）or（全開/TA))))and（DT=2007: 2017 and PT=会議録除く and CK=ヒト))) and（RD=メタアナリシス，ランダム化比較試験，準ランダム化比較試験，比較研究，診療ガイドライン))or（((((((((痔核/TH)) and（SH=外科的療法))or（痔核切除/TH))and（（結紮/TH or 結紮/AL）or（根治/AL）or（開放/TA）or（半閉鎖/TA）or（全開/TA))))and（DT=2007: 2017 and PT=会議録除く and CK=ヒト))and（治療成績/TH or 治療成績/AL))

検索結果　45 件

CQ4.　脱出性痔核に痔核を切除しない術式は有用か

PubMed（検索 2018 年 5 月 31 日）

((((Hemorrhoids [MH] OR Hemorrhoids[TIAB]))) AND (((((((((("artery ligation"[TIAB]) OR HAL[TIAB]) OR THD[TIAB]) OR lifting[TW]) OR "Anal cushion"[TIAB]) OR ACL[TIAB]) OR mucopexy [TIAB]) OR MuRAL[TIAB]) OR dearterialization[TIAB]) OR hemorrhoidopexy[TIAB])) AND ((Humans[MH] AND (English[LA] OR Japanese[LA]) AND "2007"[PDAT]: "2017"[PDAT]))

検索結果　232 件

Cochrane Library（検索 2018 年 6 月 19 日）

#1　　Hemorrhoids: ti,ab,kw

#2　　artery ligation: ti,ab,kw or THD: ti,ab,kw or HAL: ti,ab,kw or lifting: ti,ab,kw or Anal cushion: ti,ab,kw or ACL: ti,ab,kw or mucopexy: ti,ab,kw or MuRAL: ti,ab,kw or dearterialization: ti,ab,kw or hemorrhoidopexy: ti,ab,kw

#3　　#1 and #12 Publication Year from 2007 to 2017

検索結果　110 件

Ⅰ 痔核　Ⅱ 痔瘻　Ⅲ 裂肛　Ⅳ 直腸脱　検索式一覧　システマティックレビュー結果

医中誌 Web（検索 2018 年 5 月 9 日）

((((痔核/TH or 痔核/AL)) and ((ACL/TA) or（吊り上げ/AL）or（分離結紮/AL）or（動脈結紮/AL)))) and（DT=2007: 2017 and CK=ヒト and PT=会議録除く）

検索結果　13 件

CQ5.　嵌頓痔核の急性期手術は有用か

PubMed（検索 2018 年 5 月 31 日）

((((((Hemorrhoids［MH］OR Hemorrhoids［TIAB］))) AND (((incarcerated［TIAB］) OR thrombotic［TIAB］) OR thrombosed［TIAB］))) OR ((((Hemorrhoids［MH］OR Hemorrhoids［TIAB］))) AND Strangulat*［TIAB］)) AND ((Humans［MH］AND（English［LA］OR Japanese［LA］))

検索結果　95 件

Cochrane Library（検索 2018 年 6 月 19 日）

#1　　　Hemorrhoids: ti,ab,kw

#2　　　incarcerated: ti,ab,kw or thrombotic: ti,ab,kw or thrombosed: ti,ab,kw or Strangulat*: ti,ab,kw

#3　　　#1 and #2

#4　　　#3 Publication Year from 2007 to 2017

検索結果　19 件

医中誌 Web（検索 2018 年 5 月 9 日）

((((痔核/TH or 痔核/AL) and（嵌頓/TH or 嵌頓/AL))) or（血栓性外痔核/AL))) and（DT=2007: 2017 and CK=ヒト and PT=会議録除く）

検索結果　41 件

［痔　瘻］

CQ1.　低位筋間痔瘻の根治術としてどの術式が有用か

PubMed（検索 2018 年 5 月 18 日）

(((Rectal Fistula/surgery［Majr］) AND ("lay open"［TIAB］ OR "laying open"［TIAB］ OR Fistulectomy［TIAB］ OR Fistulotomy［TIAB］ OR Ligation［TW］ OR LIFT［TIAB］ OR "intersphincteric fistula"［TIAB］ OR sphincter［TIAB］ OR "Surgical Flaps"［Mesh］ OR flap*［TIAB］ OR Seton［TIAB］)) AND ("Clinical trial"［PT］ OR "Epidemiologic Studies"［Mesh］ OR "Treatment Outcome"［MH］)) AND Humans［MH］AND（English［LA］OR Japanese［LA］) AND 2007［DP］: 2017［DP］

検索結果　322 件

Cochrane Library（検索 2018 年 5 月 25 日）

#1　　　"Anal Fistula": ti,ab,kw or "rectal fistula": ti,ab,kw or fistula-in-ano: ti,ab,kw or "anorectal fistula": ti,ab,kw

#2　"lay open": ti,ab,kw or Fistulectomy: ti,ab,kw or Fistulotomy: ti,ab,kw or Ligation: ti,ab,kw or LIFT: ti,ab,kw or "intersphincteric fistula": ti,ab,kw or sphincter: ti,ab,kw or flap: ti,ab,kw or seton: ti,ab,kw

#3　#1 and #2 Publication Year from 2007 to 2017

検索結果　84 件

医中誌 Web（検索 2018 年 4 月 11 日）

（（（（（（（（（（（（（痔瘻/TH or 痔瘻/AL））or（（直腸瘻/TH or 直腸瘻/AL））））and（SH=外科的療法））and（（（（Ⅱ型痔瘻/AL）or（2 型痔瘻/AL））or（（3 型痔瘻/AL）or（Ⅲ型痔瘻/AL））or（低位筋間/AL））or（前側方/AL）or（後方/AL）））or（（（（痔瘻/TH or 痔瘻/AL））or（（直腸瘻/TH or 直腸瘻/AL）））and（（（シートン/AL）or（"Seton 法（直腸瘻）"/TH）or（（結紮/TH or 結紮/AL）））or（切開開放/AL）or（括約筋温存/AL）or（"Coring out"/AL）or（（くりぬき/AL）or（くり抜き/AL））or（LIFT/AL）））））and（PT=会議録除く and CK=ヒト））and（RD=メタアナリシス，ランダム化比較試験，準ランダム化比較試験，比較研究，診療ガイドライン））or（（（（（（（（（（痔瘻/TH or 痔瘻/AL））or（（直腸瘻/TH or 直腸瘻/AL））））and（SH=外科的療法））and（（（（Ⅱ型痔瘻/AL）or（2 型痔瘻/AL））or（（3 型痔瘻/AL）or（Ⅲ型痔瘻/AL））or（低位筋間/AL））or（前側方/AL）or（後方/AL）））or（（（（痔瘻/TH or 痔瘻/AL））or（（直腸瘻/TH or 直腸瘻/AL）））and（（（シートン/AL）or（"Seton 法（直腸瘻）"/TH）or（（結紮/TH or 結紮/AL）））or（切開開放/AL）or（括約筋温存/AL）or（"Coring out"/AL）or（（くりぬき/AL）or（くり抜き/AL））or（LIFT/AL）））））and（PT=会議録除く and CK=ヒト））and（治療成績/TH or 成績/AL））））and（PDAT=2007//: 2017//）

検索結果　67 件

CQ2.　深部痔瘻の根治術としてどの術式が有用か

PubMed（検索 2018 年 5 月 23 日）

（（（（（（"Rectal Fistula"［MH］）AND（（（（（（（（（（（transsphincteric［TIAB］）OR suprasphincteric［TIAB］）OR "horseshoe fistula"［TIAB］）OR "posterior deep space"［TIAB］）OR "ischiorectal fistula"［TIAB］）OR "supralevator fistula"［TIAB］）OR extrasphincteric［TIAB］））OR（（（（"Type 3"［TIAB］）OR "Type Ⅲ"［TIAB］）OR "Type 4"［TIAB］）OR "Type Ⅳ"）））AND（（（（（（（"laying open"［TIAB］）OR "lay open"［TIAB］））OR（（fistulotomy［TIAB］）OR fistulectomy［TIAB］））OR（（LIFT［TIAB］）OR "Ligation of intersphincteric fistula trac"［TIAB］））OR "sphincter saving"［TIAB］）OR Seton［TIAB］）））））AND Human［MH］）AND（English［LA］OR Japanese［LA］））AND（"2007"［PDAT］: "2017"［PDAT］）

検索結果　107 件

Cochrane Library（検索 2018 年 5 月 25 日）

#1　（"Anal fistula" or "rectal fistula" or "fistula-in-ano" or transsphincteric or suprasphincteric or extrasphincteric or "horseshoe fistula" or "posterior deep space" or "ischiorectal fistula"）: ti,ab,kw

#2　（"Type 3" or "Type Ⅲ" or "Type 4" or "Type Ⅳ"）: ti,ab,kw

#3　#1 or #2

#4　（"laying open" or "lay open" or "fistulotomy" or "fistulectomy" or "core out" or "Ligation of

Ⅰ 痔核　　Ⅱ 痔瘻　　Ⅲ 裂肛　　Ⅳ 直腸脱　　検索式一覧　　システマティックレビュー結果

intersphincteric fistula tract " or "LIFT" or seton or "sphincter saving"): ti,ab,kw

#5　　#3 and #4 with Publication Year from 2007 to 2017, in Trials

　　検索結果　65 件

医中誌 Web（検索 2018 年 4 月 11 日）

　　((((((((痔瘻/TH or 痔瘻/AL))and((複雑/TA)or（Ⅲ型/TA）or（3 型/TA）or（Ⅳ型/TA）or（4 型/TA）or（深部/TA）or（Courtney/AL）or（坐骨直腸窩/AL）or（深肛門後隙/AL）or（後方深部隙/AL))))and（SH=外科的療法))or((((痔瘻/TH or 痔瘻/AL))and((複雑/TA)or（Ⅲ型/TA）or（3 型/TA）or（Ⅳ型/TA）or（4 型/TA）or（深部/TA）or（Courtney/AL）or（坐骨直腸窩/AL）or（深肛門後隙/AL）or（後方深部隙/AL)))and((開放術/AL or 括約筋温存/AL or hanley/TA or 筋肉充填/AL)or（"Seton 法（直腸瘻）"/TH or シートン/AL or 結紮/AL)))))and（PT=会議録除く and CK=ヒト and PDAT=2007//: 2017//）

　　検索結果　57 件

CQ3. **乳児痔瘻の治療方針は**

PubMed（検索 2018 年 5 月 23 日）

　　(((((((((("Rectal Fistula"[MH])OR(("anal fistula"[TIAB])OR "fistula in ano"[TIAB]))OR " perianal abscess"[TIAB]))AND((Child[MH])OR Infant[MH])))AND therapy[SH])AND （Clinical Trial[PT]OR systematic[SB]OR Meta-Analysis[PT]OR "Epidemiologic Studies" [MH])AND Human[MH])AND（English[LA]OR Japanese[LA]))AND（"2007"[PDAT]: " 2017"[PDAT]）

　　検索結果　135 件

Cochrane Library（検索 2018 年 5 月 24 日）

#1　　"anal fistula": ti,ab,kw or "rectal fistula": ti,ab,kw or "fistula in ano": ti,ab,kw or "perianal abscess": ti,ab,kw

#2　　infant* or child*: ti,ab,kw

#3　　#1 and #2 Publication Year from 2007 to 2017

　　検索結果　7 件

医中誌 Web（検索 2018 年 4 月 11 日）

　　((((((((((痔瘻/TH or 痔瘻/AL))or((直腸肛門周囲膿瘍/TH or 肛門周囲膿瘍/AL))))and（CK=新生児，乳児（1〜23ヶ月），幼児（2〜5），小児（6〜12)))or((乳児/TA or 乳幼児/TA or 小児/TA)and(((痔瘻/TH or 痔瘻/AL))or((直腸肛門周囲膿瘍/TH or 肛門周囲膿瘍/AL))))))and （SH=治療的の利用，治療，薬物療法，外科の療法，移植，食事療法，精神療法，放射線療法)))and（PT=会議録除く and PDAT=2007//: 2017//)）

　　検索結果　75 件

CQ4. **クローン病に伴う痔瘻に外科的治療は有用か**

PubMed（検索 2018 年 5 月 31 日）

　　((((((((Rectal Fistula/surgery[MH])AND（("Crohn Disease"[MH])OR crohn[TIAB])))OR

((((("Crohn Disease"[MH]) OR crohn[TIAB])) AND ((Rectal Fistula/therapy[MH]) AND ((((((("lay open"[TIAB]) OR "laying open"[TIAB])) OR Fistulectomy[TIAB]) OR Fistulotomy[TIAB]) OR Seton[TIAB]))))) AND ("Clinical Trial"[PT] OR systematic[SB] OR Meta-Analysis[PT] OR "Epidemiologic Studies"[MH])) AND humans[MH]) AND (English[LA] OR Japanese[LA])) AND ("2007"[PDAT]: "2017"[PDAT])

検索結果　110 件

Cochrane Library（検索 2018 年 5 月 24 日）

#1　　"anal fistula": ti,ab,kw or "rectal fistula": ti,ab,kw or "fistula in ano": ti,ab,kw

#2　　crohn*: ti,ab,kw

#3　　#1 and #2 Publication Year from 2007 to 2017

検索結果　37 件

医中誌 Web（検索 2018 年 4 月 11 日）

(((((((痔瘻/TH or 痔瘻/AL)) and ((Crohn 病/TH or クローン病/AL)))) and (SH=外科的療法)) or ((((痔瘻/TH or 痔瘻/AL)) and ((Crohn 病/TH or クローン病/AL))) and (((痔瘻根治/AL) or (切開開放/AL) or (痔管切除/AL)) or ("Seton 法(直腸瘻)"/TH or シートン/AL or 結紮/AL) or ((くりぬき/AL) or (くり抜き/AL)))))))) and (PT=会議録除く and CK=ヒト and PDAT=2007//: 2017//)

検索結果　60 件

CQ5. クローン病に伴う痔瘻に薬物療法は有用か

PubMed（検索 2018 年 5 月 23 日）

((((((((("Crohn Disease"[MH]) OR crohn[TIAB])) AND Rectal Fistula/drug therapy[MH])) OR ((((Rectal Fistula/therapy[MH]) AND (("Crohn Disease"[MH]) OR crohn[TIAB]))) AND ((((((((("Biological Products"[MH]) OR Infliximab[MH]) OR Adalimumab[MH]) OR Adalimumab[MH]) OR (("Anti-Bacterial Agents"[MH]) OR "Anti-Bacterial Agents"[PA])) OR Metronidazole[MH]) OR Ciprofloxacin[MH]) OR (("Immunosuppressive Agents"[MH]) OR "Immunosuppressive Agents"[PA])) OR Mercaptopurine[MH])))) AND Human[MH]) AND (English[LA] OR Japanese[LA])) AND ("2007"[PDAT]: "2017"[PDAT])

検索結果　94 件

Cochrane Library（検索 2018 年 5 月 24 日）

#1　　"anal fistula": ti,ab,kw or "rectal fistula": ti,ab,kw or "fistula in ano": ti,ab,kw

#2　　crohn*: ti,ab,kw

#3　　#1 and #2 Publication Year from 2007 to 2017

検索結果　37 件

医中誌 Web（検索 2018 年 4 月 11 日）

((((((痔瘻/TH or 痔瘻/AL)) and ((Crohn 病/TH or クローン病/AL))) and ((薬物療法/TH or 薬物療法/AL))) or ((((痔瘻/TH or 痔瘻/AL)) and ((Crohn 病/TH or クローン病/AL))) and (((抗感染剤/TH or 抗菌剤/AL)) or (免疫製剤/AL) or ((生物学的製剤/TH or 生物学的製剤/AL))))))) and (PT=会議録除く and CK=ヒト and PDAT=2007//: 2017//)

I 痔核　II 痔瘻　III 裂肛　IV 直腸脱　検索式一覧　システマティックレビュー結果

検索結果　57 件

［裂　肛］

CQ1.　裂肛の診断や治療法選択に肛門内圧検査は有用か

PubMed（検索 2018 年 5 月 24 日）

(((((((("Fissure in Ano"［MH］) AND (((Manometry［MH］) OR Pressure［MH］) OR pressure［TIAB］))) OR "Fissure in Ano/diagnosis"［MH］)) AND humans［MH］) AND (English［LA］ OR Japanese［LA］)) AND ("2007"［PDAT］: "2017"［PDAT］)

検索結果　120 件

Cochrane Library（検索 2018 年 5 月 25 日）

#1　　"anal fissure": ti,ab,kw or "fissure-in-ano": ti,ab,kw

#2　　pressure: ti,ab,kw or manometr*: ti,ab,kw

#3　　#1 and #2 Publication Year from 2007 to 2017

検索結果　48 件

医中誌 Web（検索 2018 年 4 月 11 日）

((((裂肛/TH or 裂肛/AL)) and ((内圧/AL) or (直腸肛門機能検査/AL)))) and (PT=会議録除く and CK=ヒト and PDAT=2007//: 2017//)

検索結果　18 件

CQ2.　裂肛に薬物による括約筋弛緩は有用か

PubMed（検索 2018 年 5 月 24 日）

(((((((("Fissure in Ano/drug therapy"［MH］) OR (((((((("Nitroglycerin"［MH］) OR "nitroglycerin reductase"［Supplementary Concept］)) OR (("Calcium Channel Blockers"［MH］) OR "Calcium Channel Blockers"［PA］)) OR Nitrates［MH］) OR "Botulinum Toxins, Type A"［MH］)) AND "Fissure in Ano/therapy"［MH］))) AND ((("Clinical Trial"［PT］) OR ((systematic［SB］) OR Meta-Analysis［PT］)) OR "Treatment Outcome"［MH］))) AND humans［MH］) AND (English［LA］ OR Japanese［LA］)) AND ("2007"［PDAT］: "2017"［PDAT］)

検索結果　102 件

Cochrane（検索 2018 年 5 月 25 日）

#1　　"anal fissure": ti,ab,kw or "fissure-in-ano": ti,ab,kw

#2　　nitroglycerin: ti, ab, kw or nitrates: ti, ab, kw or "calcium channel blockers": ti, ab, kw or Botulinum: ti,ab,kw

#3　　#1 and #2 Publication Year from 2007 to 2017

検索結果　67 件

医中誌 Web（検索 2018 年 4 月 11 日）

((((((裂肛/TH or 裂肛/AL)) and ((薬物療法/TH or 薬物療法/AL))) or (((裂肛/TH or 裂肛

/AL）） and （（（Nitroglycerin/TH or ニトログリセリン/AL）） or （（硝酸塩/TH or 硝酸塩/AL）） or
（（カルシウムチャンネル拮抗剤/AL）） or （（"Calcium Channel Blockers"/TH or カルシウム拮抗剤
/AL））） or （（"Botulinum Toxins, Type A"/TH or ボツリヌス毒素 A/AL）））))))) and （PT=会議録
除く and CK=ヒト and SH=薬物療法 and PDAT=2007//: 2017//）

検索結果　40 件

CQ3.　裂肛に外科的治療は有用か

PubMed（検索 2018 年 5 月 24 日）

（（（（（" Fissure in Ano/surgery"［MH］） OR （（" Fissure in Ano/therapy"［MH］） AND
（（Sphincterotomy［MH］） OR "Surgical Flaps"［MH］)))) AND humans［MH］） AND （English
［LA］ OR Japanese［LA］)) AND （"2007"［PDAT］: "2017"［PDAT］）

検索結果　136 件

Cochrane Library（検索 2018 年 5 月 25 日）

#1　　"anal fissure": ti,ab,kw or "fissure-in-ano": ti,ab,kw

#2　　sphincterotomy: ti,ab,kw or "advancement flap": ti,ab,kw or LSIS or SSG or "skin graft": ti,ab,
　　　kw

#3　　#1 and #2 Publication Year from 2007 to 2017

検索結果　79 件

医中誌 Web（検索 2018 年 4 月 16 日）

（（（（（裂肛/TH or 裂肛/AL）） and （（外科手術/TH or 外科的治療/AL））） and （（（括約筋切開術/TH
or 括約筋切開/AL）） or （LSIS/AL） or （（スキングラフト/AL） or （"Sliding skin graft"/AL） or
（SSG/AL） or （皮膚弁移動術/AL))))) and （PT=会議録除く and CK=ヒト and PDAT=2007//:
2017//）

検索結果　43 件

CQ4.　慢性裂肛の外科的治療としてはLISとSSGのどちらが有用か　（どちらを選択すべきか）

PubMed（検索 2018 年 5 月 24 　日）

（（（（（（（"Fissure in Ano/therapy"［MH］） AND （（"Sphincterotomy"［MH］） OR "Surgical Flaps"
［MH］)))） OR "Fissure in Ano/surgery"［MH］)) AND Humans［MH］） AND （English［LA］ OR
Japanese［LA］)) AND （"2007"［PDAT］: "2017"［PDAT］）

検索結果　136 件

Cochrane Library（検索 2018 年 5 月 25 日）

#1　　"anal fissure": ti,ab,kw or "fissure-in-ano": ti,ab,kw

#2　　sphincterotomy: ti,ab,kw or "advancement flap": ti,ab,kw or LSIS or SSG or "skin graft": ti,ab,
　　　kw

#3　　#1 and #2 Publication Year from 2007 to 2017

検索結果　79 件

医中誌 Web（検索 2018 年 4 月 16 日）

Ⅰ 痔核
Ⅱ 痔瘻
Ⅲ 裂肛
Ⅳ 直腸脱
検索式一覧
システマティックレビュー結果

(((((裂肛/TH or 裂肛/AL)) and ((外科手術/TH or 外科的治療/AL))) and ((((括約筋切開術/TH or 括約筋切開/AL)) or (LSIS/AL)) or ((スキングラフト/AL) or ("Sliding skin graft"/AL) or (SSG/AL) or (皮膚弁移動術/AL))))) and (PT=会議録除く and CK=ヒト and PDAT=2007//: 2017//)

　検索結果　43 件

注：CQ4 は削除し，解説の一部は CQ3 に統合（p. 73 参照）

［直腸脱］

CQ1.　直腸脱の術前検査にデフェコグラフィは有用か

PubMed（検索 2018 年 5 月 23 日）

　((Humans[MH] AND (English[LA] OR Japanese[LA]) AND "2007"[PDAT]: "2017"[PDAT])) AND (("Rectal Prolapse"[MH] OR "Rectal Prolapse"[TIAB]) AND ((("defecography [MH]) OR proctograph*[TIAB]) OR cinedefecograph*[TIAB]))

　検索結果　65 件

Cochrane Library（検索 2018 年 6 月 15 日）

#1	Rectal Prolapse: ti,ab,kw
#2	defecography: ti,ab,kw or proctography: ti,ab,kw or cinedefecograph*: ti,ab,kw
#3	#1 and #2 Publication Year from 2007 to 2017

　検索結果　14 件

医中誌 Web（検索 2018 年 5 月 31 日）

　((直腸脱/TH or 直腸脱/AL) and (排便造影/TH or 排便造影/AL or デフェコグラフィ/AL or defecography/AL)) and (DT=2007: 2017 and CK=ヒト and PT=会議録除く)

　検索結果　33 件

CQ2.　直腸脱にバイオフィードバック療法・骨盤底筋体操は有用か

PubMed（検索 2018 年 5 月 24 日）

　(((("Rectal Prolapse"[MH] €OR "Rectal Prolapse"[TIAB]) AND (((biofeedback[TIAB]) OR "Pelvic Floor"[MH]) OR "pelvic floor"[TIAB])) AND (("Exercise Therapy"[MH]) OR ((exercise[TIAB] OR training[TIAB] OR "physical therapy"[TIAB])))) AND ((Humans[MH] AND (English[LA] OR Japanese[LA]))

　検索結果　22 件

Cochrane Library（検索 2018 年 6 月 18 日）

#1	Rectal Prolapse: ti,ab,kw
#2	biofeedback: ti,ab,kw or pelvic floor: ti,ab,kw
#3	exercise: ti,ab,kw or training: ti,ab,kw or physical therapy: ti,ab,kw or therapy: ti,ab,kw
#4	#1 and #2 and #3 Publication Year from 2007 to 2017

検索結果　5 件

((((直腸脱/TH or 直腸脱/AL) and ((骨盤底/TH or 骨盤底/AL) or (バイオフィードバック/TH or バイオフィードバック/AL))) and ((体操/TH or 体操/AL) or (体育とトレーニング/TH or 訓練/AL))) or ((直腸脱/TH or 直腸脱/AL) and (理学療法/TH or 理学療法/AL))) and PT=会議録除く

検索結果　10 件

CQ3. 直腸脱に対する経会陰手術の選択すべき術式は

PubMed（検索 2018 年 5 月 24 日）

(((("Rectal Prolapse"[MH] OR "Rectal Prolapse"[TIAB]) AND (Gant[TIAB] OR Gant[TIAB] OR Thiersch[TIAB] OR Delorme[TIAB] OR Altemeier[TIAB])) OR (("Rectal Prolapse/therapy"[MH]) AND ((stapling[TIAB] OR stapled[TIAB]) OR (STARR[TIAB]) OR (transanal[TIAB] AND surgery[TW]) OR ("procedure for prolapse and hemorrhoids"[TIAB]) OR (PPH[TIAB]) OR (ALTA[TIAB]) OR (sclerotherapy[MH] OR sclerotherapy[TIAB]) OR ((perineal[TIAB]) AND (surgery[TW] OR procedure[TIAB]))))) AND (systematic[SB] OR Meta-Analysis[PT] OR "Clinical Trial"[PT] OR "Treatment Outcome"[MH]) AND Humans[MH] AND (English[LA] OR Japanese[LA]) AND "2007"[PDAT]: "2017"[PDAT]

検索結果　143 件

Cochrane Library（検索 2018 年 6 月 20 日）

#1	"Rectal Prolapse": ti,ab,kw
#2	(Gant or miwa or Thiersch or Delorme or Altemeier): ti,ab,kw
#3	#1 and #2
#4	perineal: ti,ab,kw
#5	(surgery or procedure): ti,ab,kw
#6	#1 and #4 and #5
#7	(stapling or stapled or STARR or (transanal and surgery) or ("procedure for prolapse" and hemorrhoids) or PPH or ALTA or sclerotherapy or sclerotherapy): ti,ab,kw
#8	#1 and #7
#9	#3 or #6 or #8 Publication Year from 2007 to 2017

検索結果　48 件

((((直腸脱/TH or 直腸脱/AL) and ((経会陰/AL) or (経肛門/AL) or (Gant/TA) or (三輪/TA or miwa/TA) or (Thiersch/TA) or (Delorme/TA) or (Altemeier/TA) or ("Aluminum Potassium Sulfate Hydrate-Tannic Acid"/TH or ALTA/TA) or (STARR/TA) or (Staple/TA) or (PPH/TA) or (環状自動縫合器/AL) or (ティールシュ/TA) or (外科用ステープラー/TH) or (Delorme 手術/TH or Delorme/TA) or (ステープ/TA or ステイプ/TA)))) and (SH=外科的療法)) and (DT=2007: 2017 and PT=会議録除く)

検索結果　118 件

Ⅰ 痔核

Ⅱ 痔瘻

Ⅲ 裂肛

Ⅳ 直腸脱

検索式一覧

システマティックレビュー結果

PubMed（検索 2018 年 5 月 24 日）

（（（（("Rectal Prolapse/surgery"[MH]）AND （（（（Ripstein [TIAB]）OR Wells[TIAB]）OR rectopexy [TIAB]）OR "Frykman-Goldberg"[TIAB]）））OR （（"Rectal Prolapse/surgery"[MH]）AND abdominal[TIAB]））AND （systematic[SB] OR Meta-Analysis[PT] OR "Clinical Trial"[PT] OR " Treatment Outcome"[MH] ）AND （Humans[MH] AND （English[LA] OR Japanese[LA]） AND "2007"[PDAT]: "2017"[PDAT]）

検索結果　140 件

Cochrane Library（検索 2018 年 6 月 19 日）

#1	Rectal prolapse: ti,ab,kw
#2	Ripstein: ti,ab,kw or Wells: ti,ab,kw or rectopexy: ti,ab,kw or Frykman-Goldberg: ti,ab,kw or abdominal: ti,ab,kw
#3	#1 and #2
#4	#3 Publication Year from 2007 to 2017

検索結果　52 件

医中誌 Web（検索 2018 年 5 月 31 日）

（（直腸脱/TH or 直腸脱/AL）and （（"直腸固定術"/TH or "Ripstein Operation"/AL）or （"直腸固定術"/TH or "Ripstein's Sling Procedure"/AL）or （"直腸固定術"/TH or "Ripstein 手術"/AL））or Wells/TA or Ripstein/TA or 縫合直腸固定/TA or "Ventral rectopexy"/TA or （（S 状結腸切除/AL and （直腸固定術/TH or 直腸固定術/AL））or 経腹/TA or 腹側直腸固定術/TA or Frykman-Goldberg/TA））and （DT=2007: 2017 and CK=ヒト and PT=会議録除く）

検索結果　100 件

システマティック
レビュー結果

痔　核　CQ1　　痔核の治療法選択に有用な臨床分類は

PubMed	医中誌Web	Cochrane	計	一次スクリーニング後の件数	二次スクリーニング後の件数	追加文献数	採用文献数	コメント（除外基準・選択基準など）
94	168	対象外	262	51	15	0	14	原則として peer review を受けてないもの，少数の症例集積研究は除外した

痔　核　CQ2　　脱出性の内痔核に ALTA 療法は有用か

PubMed	医中誌Web	Cochrane	計	一次スクリーニング後の件数	二次スクリーニング後の件数	追加文献数	採用文献数	コメント（除外基準・選択基準など）
85	76	1	162	161	67	2	12	原則として peer review を受けてないもの，少数の症例集積研究は除外した

痔　核　CQ3　　痔核に結紮切除術は有用か

PubMed	医中誌Web	Cochrane	計	一次スクリーニング後の件数	二次スクリーニング後の件数	追加文献数	採用文献数	コメント（除外基準・選択基準など）
124	45	85	254	69	34	2	15	原則として peer review を受けてないもの，少数の症例集積研究は除外した

痔　核　CQ4　　脱出性痔核に痔核を切除しない術式は有用か

PubMed	医中誌Web	Cochrane	計	一次スクリーニング後の件数	二次スクリーニング後の件数	追加文献数	採用文献数	コメント（除外基準・選択基準など）
232	13	110	355	208	84	1	13	原則として peer review を受けてないもの，少数の症例集積研究は除外した．また，文献検索後報告された論文を追加文献とした

痔　核　CQ5　　嵌頓痔核の急性期手術は有用か

PubMed	医中誌Web	Cochrane	計	一次スクリーニング後の件数	二次スクリーニング後の件数	追加文献数	採用文献数	コメント（除外基準・選択基準など）
95	41	19	155	124	42	0	11	原則として peer review を受けてないもの，少数の症例集積研究は除外した

痔　瘻　CQ1　　低位筋間痔瘻の根治術としてどの術式が有用か

PubMed	医中誌Web	Cochrane	計	一次スクリーニング後の件数	二次スクリーニング後の件数	追加文献数	採用文献数	コメント（除外基準・選択基準など）
322	67	84	473	43	26	7	20	施設の独自の方法や少数の症例報告などは除外した

痔　瘻　CQ2　　深部痔瘻の根治術としてどの術式が有用か

PubMed	医中誌Web	Cochrane	計	一次スクリーニング後の件数	二次スクリーニング後の件数	追加文献数	採用文献数	コメント（除外基準・選択基準など）
107	57	65	229	55	20	4	9	施設の独自の方法や少数の症例報告などは除外した

痔　瘻　CQ3　　乳児痔瘻の治療方針は

PubMed	医中誌Web	Cochrane	計	一次スクリーニング後の件数	二次スクリーニング後の件数	追加文献数	採用文献数	コメント（除外基準・選択基準など）
135	75	7	217	46	22	5	22	同一著者による類似した論文や少数の症例報告は除外した

痔　瘻　CQ4　　クローン病に伴う痔瘻に外科的治療は有用か

PubMed	医中誌Web	Cochrane	計	一次スクリーニング後の件数	二次スクリーニング後の件数	追加文献数	採用文献数	コメント（除外基準・選択基準など）
110	60	37	207	82	49	6	13	多くの文献は1施設のデータでRCTやメタ解析は少ないが，海外ではこの分野のガイドラインが，国内でも診断治療指針が発行されておりこれらのエビデンスレベルは高いといえる

痔　瘻　CQ5　　クローン病に伴う痔瘻に薬物療法は有用か

PubMed	医中誌Web	Cochrane	計	一次スクリーニング後の件数	二次スクリーニング後の件数	追加文献数	採用文献数	コメント（除外基準・選択基準など）
94	57	37	188	62	23	2	7	新薬の治験や効果の比較の論文は多く，多施設のデーターも多い．また，治療指針やガイドラインの記載もあるが海外と国内の使用法に差が見られる

I 痔核

II 痔瘻

III 裂肛

IV 直腸脱

検索式一覧

システマティックレビュー結果

裂　肛　CQ1　　裂肛の診断や治療法選択に肛門内圧検査は有用か

PubMed	医中誌Web	Cochrane	計	一次スクリーニング後の件数	二次スクリーニング後の件数	追加文献数	採用文献数	コメント（除外基準・選択基準など）
120	18	48	186	19	10	0	7	CQ に見合う論文が元々少ない．RCT はない．総説や類似論文，結論に疑問が残る論文は除外した

裂　肛　CQ2　　裂肛に薬物による括約筋弛緩は有用か

PubMed	医中誌Web	Cochrane	計	一次スクリーニング後の件数	二次スクリーニング後の件数	追加文献数	採用文献数	コメント（除外基準・選択基準など）
102	40	67	209	30	13	5	18	症例数の少ないもの，患者背景の異なるもの，追跡期間の短いものは除外した

裂　肛　CQ3　　裂肛に外科的治療は有用か

PubMed	医中誌Web	Cochrane	計	一次スクリーニング後の件数	二次スクリーニング後の件数	追加文献数	採用文献数	コメント（除外基準・選択基準など）
136	43	79	258	28	15	4	21	症例数の少ないもの，患者背景の異なるもの，追跡期間の短いものは除外した

裂　肛　CQ4　　慢性裂肛の外科的治療としては LIS と SSG のどちらが有用か（どちらを選択すべきか）

PubMed	医中誌Web	Cochrane	計	一次スクリーニング後の件数	二次スクリーニング後の件数	追加文献数	採用文献数	コメント（除外基準・選択基準など）
136	43	79	258	24	13	2	15	症例数の少ないもの，患者背景の異なるもの，追跡期間の短いものは除外した

注：CQ4 は削除し，解説の一部は CQ3 に統合（p. 73 参照）

直腸脱　CQ1　直腸脱の術前検査にデフェコグラフィは有用か

PubMed	医中誌Web	Cochrane	計	一次スクリーニング後の件数	二次スクリーニング後の件数	追加文献数	採用文献数	コメント（除外基準・選択基準など）
65	33	14	112	40	13	2	15	抄録のないものや直腸脱に関するものでないものは除外した

直腸脱　CQ2　直腸脱にバイオフィードバック療法・骨盤底筋体操は有用か

PubMed	医中誌Web	Cochrane	計	一次スクリーニング後の件数	二次スクリーニング後の件数	追加文献数	採用文献数	コメント（除外基準・選択基準など）
22	10	5	37	20	8	1	9	抄録のないものや直腸脱に関するものでないものは除外した

直腸脱　CQ3　直腸脱に対する経会陰手術の選択すべき術式は

PubMed	医中誌Web	Cochrane	計	一次スクリーニング後の件数	二次スクリーニング後の件数	追加文献数	採用文献数	コメント（除外基準・選択基準など）
143	118	48	309	29	18	0	18	症例数の少ないものは除外した

直腸脱　CQ4　直腸脱に対する経腹手術の適応と選択すべき術式は

PubMed	医中誌Web	Cochrane	計	一次スクリーニング後の件数	二次スクリーニング後の件数	追加文献数	採用文献数	コメント（除外基準・選択基準など）
140	100	52	292	242	63	3	24	症例数の少ないもの，ロボット支援手術症例などは除外し，代表的な手術として症例数の多いものや術後機能評価がなされているものを中心に採用した.

I　痔核

II　痔瘻

III　裂肛

IV　直腸脱

検索式一覧

システマティックレビュー結果

索　引

肛門疾患 (痔核・痔瘻・裂肛)・直腸脱診療ガイドライン 2020 年版
(改訂第 2 版)

2014 年 11 月 20 日　第 1 版第 1 刷発行	編集者　日本大腸肛門病学会	
2015 年 10 月 20 日　第 1 版第 2 刷発行	発行者　小立健太	
2020 年　1 月 31 日　第 2 版第 1 刷発行	発行所　株式会社　南 江 堂	
2022 年　4 月 15 日　第 2 版第 2 刷発行	☎113-8410 東京都文京区本郷三丁目 42 番 6 号	

☎ (出版) 03-3811-7236　(営業) 03-3811-7239
ホームページ　https://www.nankodo.co.jp/
印刷・製本　真興社
装丁　Amazing Cloud

Clinical Practice Guidelines for Anorectal Diseases (Hemorrhoids, Anal Fistulas, Anal
Fissures) and Rectal Prolapses 2020
© The Japan Society of Coloproctology, 2020

定価は表紙に表示してあります.　　　　　　　　　　　　Printed and Bound in Japan
落丁・乱丁の場合はお取り替えいたします.　　　　　　　　ISBN978-4-524-22701-3
ご意見・お問い合わせはホームページまでお寄せください.